【英】
卡罗琳·威廉姆斯
CAROLINE WILLIAMS
⇩ 著

马磊
⇩ 译

认 ⇨ 知 ⇨ 迭 ⇨ 代

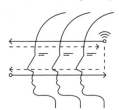

自由切换大脑的
思考模式

OVERRIDE:
MY QUEST TO GO BEYOND BRAIN TRAINING
AND TAKE CONTROL OF MY MIND

北京日报出版社

U0364542

图书在版编目（ＣＩＰ）数据

认知迭代 /（英）卡罗琳·威廉姆斯
(Caroline Williams) 著；马磊译 . -- 北京 : 北京日
报出版社 , 2018.11
  ISBN 978-7-5477-2460-6

  I. ①认… II. ①卡… ②马… III. ①神经科学 - 研
究 IV . ① R74

中国版本图书馆 CIP 数据核字（2018）第 227658 号

北京版权保护中心外国图书合同登记号：01-2018-3408

认知迭代

出版发行：北京日报出版社
地　　址：北京市东城区东单三条 8-16 号东方广场东配楼四层
邮　　编：100005
电　　话：发行部：（010）65255876
　　　　　　总编室：（010）65252135
印　　刷：北京荣泰印刷有限公司
经　　销：各地新华书店
版　　次：2018 年 11 月第 1 版
　　　　　　2018 年 11 月第 1 次印刷
开　　本：710 毫米 ×1000 毫米　1/16
印　　张：16.5
字　　数：220 千字
定　　价：45.00 元

来吧，一起拯救我们的大脑

秋叶　秋叶PPT创始人

我们每天都在使用大脑，但我们最缺乏了解的恰恰是自己的大脑。

大脑并不一定在帮助我们解决问题，很可能给我们制造麻烦，比如：注意力缺失，忘掉重要的事情，为琐碎的事情焦虑，怀疑自己的能力，担心未来的风险……大脑让我们有勇气面对未来的挑战，也让我们担心失去对生活的掌控感。

然而，这一切是如何发生的呢？

对大部分人而言，大脑给我们带来的第一个困惑是如何将自己的注意力集中到重要的事情上。

每天我们都有一些重要的事情要处理，但是我们的注意力总是被意外的消息弹窗、微信群里分享的文章、邻桌和我无关的聊天所打断，以致我们不得不研究各种方法去提升我们的注意力。

很多人研究番茄钟时间管理法，结果是买了一堆好看的番茄钟。更搞笑的是，当我们计划开始工作时，我们的注意力很可能是在"我要设置多久的番茄钟时间"上纠结许久。倒是刷抖音的时候，我们会不知不觉地忘记了时间。然后我们发现自己已经变成一个重度拖延症患者，并为此苦恼。嗯，苦恼"我有拖延症"这个事情，又让你拖延了更多时间。

这一切又是如何发生的？《认识迭代》这本书的作者通过亲身调研，为我们提供了一个有趣的视角。

作者为了解决自己注意力不集中的问题，去参加了一项大脑强化训练。在经过三天枯燥且成绩令人绝望的训练后，作者突然发现自己的注意力得到了强化。她写道："受过该项训练帮助的人都会进入这样一个阶段，他们发现自己比以前更具有元意识，他们会在完成任务的时候，看到自己在想着其他的事。"

大脑学家的研究指出另外一种可能：要解决注意力有限的问题，我们不应该减少大脑需要同时处理的事情，而是应该让大脑做更多的事情。可能的原因是，如果有太多需要考虑的事充斥了我们的感官，我们就没空儿分心走神了。比如我们可以试试故意在更嘈杂的环境中工作，当然也可以像我一样用不同的颜色重复书写笔记。

但问题是太多的事存在于你的大脑注意力中，这可能超出了你大脑注意力承载的范围，导致你真的"走神"，所以问题的关键不是屏蔽掉所有让你走神的因素，而是让你的注意力刚好找到一种状态。在这种状态下，无聊的事物会让我们的注意力保持在一种放松且能持续"等待"的状态，让你的注意力在出现你真正想关注的内容时，可以马上进入全神贯注的状态，也就是所谓"心流"的（flow）状态。

对于不同的人来说，因为专注力水平不一样，有的人保持放松等待状态可以容忍声贝比较高的环境噪音，有的人保持这种状态就需要相对简洁的环境。

读到这里，我可能想通了一件事，为什么我从来不需要把桌面清理到井井有条就能进入工作状态，而有的人只要桌面上有一点杂物就会产生强迫式走神。这是因为我对环境噪音的承受能力比一般人要强。

反过来说，当我们去学习各种桌面整理术时，总有人反驳关注整理这件事就会耗费大量注意力，却让他忘记了专注真正重要的工作。也许对每一个人来说，重要的问题不是简化，而是找到刚好让你的大脑能够专注某件事的状态。

作者的建议是：最理想的状态并不是将"走神"模式完全关闭，而是"拥抱波动"，学会让大脑在专注和走神两种状态中循环。人类经过漫长的进化，走神能够保留是有原因的，因为它的主要用途是服务于狩猎和采集——这样的心智状态可以让你快速扫描周围环境，等待有趣事物的出现。

这让我意识到，今天的人类社会不需要狩猎和采集，但是我们陷入信息洪流时，往往意识到不需要将"走神"模式完全关闭依然非常重要——我们需要随时在信息流中抓取需要的重要信息，这就是新时代人类的狩猎行为。

保持专注需要消耗大量精力，人的注意力也无法长时间保持高度集中，因此想要在几分钟到几小时内长时间保持专注，最佳的方法就是适时将注意力关闭——在大脑需要走神的时候，任其随意漫游，并在它没有走得太远时及时恢复到正常状态。

重要的是，保持专注的时间长度，以及合理恢复注意力的休息时长，还有"走神"模式能够适应的环境噪音，其实是可以通过自我觉察找到最合理的状态点，并逐步加以训练，进而提升我们的专注能力的。

这就是大脑研究到今天，给我们这些为注意力苦恼的人的一个希望。

一个为注意力不集中苦恼的作者，却为我们写出了一本能带来沉浸式体验的好书，这就是阅读《认知迭代》这本书带给我的愉悦体验。重点在于，注意力仅仅只是个开始，就让我对大脑工作的原理产生了如此多的新认识，我想朋友们读完全书后，一定会和我一样，有更多的"认知迭代"感。

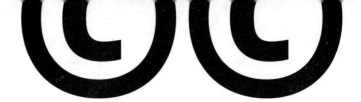

目　录

Contents

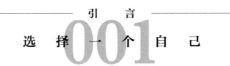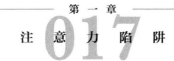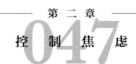
目 录

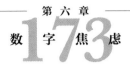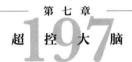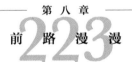
目 录

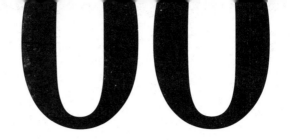

引 言

选 择 一 个 自 己

看 在 上 帝 的 份 上 ， 选 择 一 个 自 己 ， 然 后
坚 持 下 去 ！

——现代心理学之父威廉·詹姆斯（William James）

希思罗机场很大，如果你在航班已经开始登机、自己已经走到 21 号登机门时才发现不小心把行李丢在了候机厅，那么你就需要跑很长一段距离才能回去——虽然来回一共才 15 分钟，但却感觉非常漫长，尤其是听到机场冷酷无情的广播说"无人照看的行李将被移除甚至销毁"之后。

幸好我的行李还待在原地，就在一名店员刚要叫保安的时候，我找到了它。我口干舌燥地向店员道了歉，然后跑回登机门，及时赶上了航班。当坐在飞机上，握着一杯金汤力酒平静下来之后，我才意识到自己之所以乘坐这趟航班，就是为了摆脱这类麻烦事。

我正准备前往美国马萨诸塞州波士顿市去见两位研究持续专注的神经科学家，希望他们能有办法帮助我克服容易感到压力、容易分心的自然倾向，同时让我能长时间地保持平静与专注。这只是我漫长旅途中的第一步。在接下来的一年多时间里，我将多次前往美国和欧洲，寻找针对我大脑缺陷的实际解决方案。

我想通过最先进的现代大脑科学来改善我的大脑，同时想了解在现实生活中大脑训练的未来将通往何处。注意力仅仅是开始，在接下来的几个月里，我将根据现代科学尝试不同的干预措施，寻找我缺失的方向感，改掉不健康的焦虑习惯，同时提升令人尴尬的数学技能。此外，我还会探寻一些大脑内部更神秘的角落，比如创造力和时间感知力。

我有充分的理由认为这趟旅程值得一试。首先，10 年来有充分的证据表明，我们的大脑是"可塑"的——它在生理上保留了我们在人生过程中对学习和经历的事情做出反应的能力。其次，作为一名科学记者，同时也是《新科学家》（*New Scientist*）杂志的前专题编辑，多年来我曾写过成千上万字的关于神经可塑性的文章，因此我越来越好奇是不是可以将它们运用到自己的大脑中。

引　言　　选　择　一　个　自　己

但当我开始寻求答案时，却发现这一理论根本没有得到任何应用。虽然针对神奇的大脑可塑性有着各种各样的研究，但没有人知道我们应该怎样把这一科学原理应用到日常生活中。诚然，有一些利用大脑可塑性成功从脑损伤中恢复的动人故事，但据我所知，在大多数人身上还没有出现类似的证据。

在我看来，神经可塑性究竟能不能适用于所有人，这是一个很重要的问题。一个成年人的大脑有860亿个神经元以及数万亿的连接，这是相当了不起的工程壮举。大脑发育成熟时，它已经经历了一段不可思议的旅程。成年人大脑的主要工作就是作为一种模式识别和归纳机器，在后台不停运转，理解当前正在发生的事情及其与已经存储的记忆之间的关系。

这些记忆的唯一来源就是经验，正因为如此，婴儿和孩子非常适合学习，他们对周围的事物充满了无尽的好奇心。这些基础工作一旦完成，大脑对日常生活的处理就会转为自动模式，由潜意识来负责搞清楚当下发生的事情，决定我们应该如何应对。早期生活的经历将从方方面面影响我们，决定我们会成长为什么样的人，并决定大脑会在潜意识下做出哪些假设。此外，每个人也有着各不相同的遗传特征，因此成年后每个人的大脑都是独一无二的，而且其形成的过程也是一连串的偶然，就像是在基因和生活经历的彩票中随机抽奖。

不过，如果神经可塑性可以应用于成年之后，那么这一切就都有可能发生改变，我们能有机会重新审视自己的大脑，决定保留什么、改变什么。

这个过程中只有一件事情让我感到担忧——我承认之前从没想到过这件事，直到我热情地向一位朋友讲述自己的计划时，他的反应出乎我的意料。我在瑜伽课上认识的朋友史蒂芬（Stephen）对改变大脑的想法感到非常震惊。"你是一个与众不同、非常优秀的人，"他说，"为什么想要做出改变？"

这个问题让我沉思良久，因为不管怎样，我的大脑造就了现在的我，如果我对它做出改变，以后的我就很有可能不再是我了。

然而，如果大脑在整个人生过程中都在不断地变化，那么使我成为我的工作也就并没有完成，如果神奇的神经可塑性能让你摆脱自己的缺陷，那么你为什么还要忍受这些缺陷呢？我们中的大多数人往往是在大脑被困住了很久之后，才意识到自己想要做什么。也就是说，我们大部分时间是坐在自己思维的列车上，让它随意前行，但如果能坐上驾驶座，掌控自己的人生，岂不更好吗？

历史上有两名关于思想和自我的伟大思想家可以支持我的观点。早在一世纪，古希腊哲学家爱比克泰德（Epictetus）就对他的学生说："先告诉自己会成为什么样的人，然后再做你该做的事。"[1] 很久之后，"现代心理学之父"威廉·詹姆斯（William James）也说过类似的话，只不过语气更加愤怒："看在上帝的份儿上，选择一个自己，然后坚持下去！"对我来说，这是一个不小的挑战。

所以，我们第一步要做的，就是决定要改善什么，即选择一个想要成为的自己。根据那些让我心生烦恼的认知能力，以及在我亲朋好友之间进行的一项非常不科学的调查，我选择了以下几点：

1. 注意力——能够坚持专注于眼前的任务，抵制干扰。
2. 控制焦虑——想办法减轻压力。
3. 创造力——学会根据需要产生新的创意。
4. 导航力——增加我迫切需要的方向感。
5. 时间感知——想办法享受每一刻，并能够打发无聊时间。
6. 数字感——尝试获得"数学头脑"，学会逻辑思考。

从某种程度上说，上述这些技能都是我已经拥有、却从来不能自由掌控的。如果我能够在这些技能所涉及的大脑区域和回路中做出改善，也许就有机会掌控自己的大脑，而不是被它牵着鼻子走。

第二步，做你必须要做的事（并坚持下去）。

这部分有些棘手，因为它引发了一个更广泛的问题：我们究竟能不能利用神经可塑性来对大脑进行"超驰控制"，引导它朝着我们选择的方向前进。

的确，有很多类似的大脑游戏，基本上都是牵强地基于心理学实验室中用来测量认知技巧的一些基本测试，比如记忆拼图、心算游戏等，先测试你的基础技能，然后为你提供每日"认知训练计划"，并不断跟进你的进展。此类游戏最著名的供应商 Lumosity 称他们每天都会提供训练计划，可以锻炼"各类技能，比如计划能力、逻辑推理能力、选择性专注等"。他们的声明小心谨慎，没有透露更多信息，因为在 2016 年 1 月，美国联邦贸易委员会（US Federal Trade Commission）裁定，该公司"欺骗消费者，无根据地声称 Lumosity 的游戏能够帮助用户在工作和学习中获得更好的表现，减少或延缓由年龄或其他严重疾病引起的认知障碍"[2]。这一裁定还对该公司的方法进行了严格的评估，指责他们的行为是在利用消费者的恐惧，并且毫无科学依据。尽管如此，他们的网站仍大费周章地证明自己非常具有科学性，很难不让人觉得这会对你的大脑产生切实有效的影响。

问题是，如果你问问脑神经科学家对此的看法，就会知道这类训练似乎并不值得你投入时间和金钱。大多数神经科学家非常怀疑这类大脑训练游戏能否对大脑产生影响，因为他们针对其中一个最受欢迎的游戏进行了大规模研究测试，调查它究竟能对大脑造成什么影响，得出的结论是：并没有多大影响。一项针对约 1.1

万人的研究[3]发现，智力游戏并不会让你变聪明。虽然经过练习之后，你在游戏中的得分会有所提升，但即便是这样的提升，效果也不会持续太久。

鉴于数百万抱着改善自己心态的中年人都在不断跟风的情况（据估计，仅美国人们每年在大脑训练产品上的花费就超过 10 亿美元），一些神经科学家最近撰写了一份措辞强硬的公开信，警告人们大脑训练游戏并不会延缓老年痴呆，也不会让人保持年轻[4]。另一个受到大肆宣扬的方法是像僧人一般虔诚地冥想。我因为自己无法坚持长时间静坐，所以从来没觉得这有什么好处（此外，我还一直开玩笑称自己获得正念的方法有很多，比如做瑜伽，又比如在户外遛狗时停下来闻闻路边的小花儿）。但最近就连冥想也开始受到批判，一些心理学家称，冥想有一个十分常见但却鲜有人知的副作用。一项针对 20 世纪 90 年代去过冥想中心的人的研究发现，被研究者当中有一小部分经历过恐慌或抑郁[5]。另一项较新的研究发现，每日的冥想练习反而提高了志愿者唾液中的应激激素水平[6]。尤其是对于我这样希望改变过度恐慌的人来说，这两项研究的结果听起来都不怎么理想。

神 经 可 塑 性

因为到目前为止，我们对于一切都不能做出断言。唯一能做的，就是对神经可塑性进行深入研究，弄清楚它到底是怎么一回事。

好消息是，不管人们怎么看待市面上推崇神经可塑性的大脑训练游戏和心理自助读本，它们并不是凭空捏造的。大家都认同的一点是，如果你的大脑中没有神经可塑性的存在，那么很可能你已经死了。

然而，我们却很难确定所谓的"促进神经可塑性"或"重塑大脑回路"究竟指的是什么。我们知道的是，如果把大脑放在显微镜下，就会发现神经元分叉的地方会长出像章鱼触手一样的凸起（我们知道这一点是因为科学家仔细观察过老鼠的大脑），时而连接相邻的细胞，时而收缩回来。

上述增长和收缩的过程一直都在发生，虽然这种动作看起来似乎没有效果，但却能够让大脑随时保持最佳状态，以便在需要时随时产生新的连接。大多数时间里，至少在成年人中，大脑在一天里的变化似乎没有什么值得注意的——大脑不断运转，在这里建立了一些连接，又在那里断开了一些连接，并没有出现什么真正的大变化。只有发生了令人难忘的事情，或者在努力学习新知识时，新连接的数量才会超过旧的连接，从而造成大脑的变化。

当然，这只是别人想说服你可以改变大脑时会讲的一个基本故事，如果想让人更清晰明了地理解这一切，他们可能会引用加拿大神经学家唐纳德·赫布（Donald Hebb）的话，他在1949年时（大概是这样）说："一起被激发的神经元，会连成一气。"其实他说的是："当细胞A的一个轴突和细胞B很接近，足以对它产生影响，并且持续不断地参与了对细胞B的兴奋时，那么这两个细胞或其中之一就会发生某种生长过程或新陈代谢变化，以至于A作为能使B兴奋的细胞之一，它的影响加强了。"[7] 上述简洁的说法则是出自于斯坦福大学的神经学家卡拉·沙茨（Carla Shatz）。

另一项关于大脑变化的证据来自对于人类志愿者的脑成像研究，研究发现，学习新技能时，人的大脑会发生生理变化，形成新的区域来应对全新的工作。这其中最广为人知的可能就是埃莉诺·马奎尔（Eleanor Maguire）对伦敦出租司机的研究。在过去的10年里，马奎尔通过研究发现，出租车司机需要花费大量的时间记忆伦敦的交通路线，才能通过"知识测试"（the Knowledge）——测试司机对伦敦市中心 320 条路线、25 万条街道和 2 万个地标的记忆。通过"知识测试"的司机，其大脑中负责空间记忆的后海马体（posterior hippocampus）会变大。

通过"知识测试"并获得资格证书需要两到四年的时间，而且测试本身的难度也非常大。马奎尔发现，大脑为了应对这一挑战，必须在空间记忆上投入更多的资源，这样就会使海马体中产生更多的脑灰质。同样的研究表明，鉴于大脑内部有限的空间本身就已经拥挤不堪，后海马体变大必将导致相邻的前海马体缩小，这一变化会使司机在特定的视觉记忆任务中表现更差。

除此之外，还有其他体现大脑在学习过程中不断变大或缩小的例子。一些针对音乐家的研究表明，与非音乐家相比，他们大脑中关于精细动作和声音处理的区域更大，而变化的程度与一个人进行音乐练习的时间长短有关，也就是说，造成这种变化的是后天的练习，而非先天的优势。另外，产生变化不一定需要长年累月的练习，只需短短几周，大脑中负责处理快速移动物体的区域就会变大。

上述研究均出自举世闻名的科学家之手——他们都是各自领域的精英，也并未向大家兜售什么产品。但如果有人试图将赫布的理论和大脑扫描的结果联系起来混淆视听，假装自己深谙其道，那么他们的理论很快便会不攻自破。因为目前就活人的大脑而言，还没有任何方法可以在看到扫描成像的脑部区域变大的同时，也看到神经元的激发与连接。这就意味着，我们无法得知大脑成像研究中看到的体积变化究竟是因为新细胞的增长和新连接的激增，还是诸如出现了新的血管为忙碌的大脑分流之类的其他原因。总而言之，还是不要轻易相信他们鼓吹的"重塑大脑"理论。

这一方面的原理变得有些复杂起来，因此我联系了牛津大学功能脑成像中心负责人、认知神经科学教授海蒂·约翰森-伯格（Heidi Johansen-Berg）。这几年来，我跟她就我所写的各种文章进行过很多次谈话，她从来不会夸大其词，因此在我看来，她是能够抛弃华丽辞藻的宣传、如实陈述事实的完美人选。我请她在电话中给我讲解目前我们对大脑可塑性掌握的情况，虽然那段时间我基本上一直麻烦她对各种文章做出评论，但她还是同意了我的请求。

约翰森-伯格告诉我，新的连接——所谓的"一起被激发的神经元，会连成一气"——不太可能是造成大脑扫描成像中某个区域变大的原因。"这听上去很吸引人，似乎是你在学习新事物时可能会发生的事情，但由于这些连接所占的空间极小，核磁共振成像几乎不太可能探测得到。"

如果让脑灰质增加的并不是新连接，那么是什么呢？约翰森-伯格也想找出答案，因此她对这一领域的研究进行了梳理，随后在《自然神经科学》（*Nature Neuroscience*）杂志上发表了一篇综述文章[8]。她在文章中总结道，大脑的变化涉及很多方面，但目前还不清楚究竟是什么导致了大脑扫描仪上显示的某些区域变大，或者（更有可能的是）大脑的这些变化是不是各方面原因共同作用的产物。简而言之，她告诉我，目前流行的"重塑大脑"理论可能包含以下的一个或多个方面。

（　更 多 神 经 元　）

为了应付学习和记忆的需求，包括海马体在内的某些大脑区域中会产生新的神经元。因此，神经元的诞生（神经发生，neurogenesis）可能至少是造成伦敦出租司机大脑中某些变化的原因。但目前在一些特定的大脑区域之外还没有发现有神经发生的存在，因此神经发生也就无法对大脑扫描中发现的每一处增长做出解释。

（　更 多 "胶 水"　）

神经元是我们大多数人认为的"脑细胞"，是它们把信息经过神奇的电子处理，最终转变成我们的想法、欲望和记忆，但它显然不是构成脑灰质的唯一脑细胞。目前对神经元的确切数量仍有争议，但我们知道的是，神经元的数量至少与另一种叫作"神经胶质"（glia）的细胞数量相等，甚至可能少于神经胶质细胞。

Gila 一词源于希腊语"胶水"（glue）——神经胶质细胞就是因为能够形成黏性框架、固定神经元而得名。在很长的一段时间里，我们都以为这就是神经胶质细胞的功能，但最近一些有趣的线索表明，它们可能也与学习有关。

在各种胶质细胞中，星形胶质细胞（astrocyte）引起了研究人员的广泛关注。在动物试验中，实验人员先教会动物一些事情，然后再对大脑进行解剖，观察是否有变化，结果发现学习后的星形胶质细胞更大。因此，人类大脑的变化可能也是出于同样的原因。"你在大脑扫描中可能也会看到这些。"约翰森-伯格说。

或许当我们学习时，星形胶质细胞会确保为某些特定的大脑回路提供更好的服务，以便我们进行思考，又或者星形胶状细胞本身产生了与思考过程更直接相关的作用。具体是什么，我们目前还不得而知，但不管怎样，星形胶质细胞显然对思维的过程非常重要，而人类的星形胶质细胞在这一方面则尤为擅长。2013年，一组科学家将人类的星形胶质细胞放入老鼠大脑内，观察其导航能力的变化。结果他们发现，与只有自身星形胶质细胞的对照组相比，植入了人类星形胶质细胞的老鼠在迷宫中的导航能力有了大幅度提升，也更容易记住物品被藏匿的位置[9]。

更有趣的是，通过对爱因斯坦的大脑进行研究，人们发现在他负责抽象思维的大脑区域中，星形胶质细胞的数量多得超乎想象。因此，星形胶质细胞也许不能像神经元那样有着闪电般的传输速度，但它们却能够帮助我们进行思考。或者如低调的约翰森-伯格所言，"我们越来越多地意识到自己错过了关于星形胶质细胞的一些重要信息"。

（ 更 多 " 管 道 " ）

动物研究表明，在星形胶质细胞忙于执行自身功能的同时，将它们与神经元相连的血管也会产生新的分支。当大脑的某一区域努力运转时，更多的血液就意味着更多能量、氧气和保持活跃细胞高效运转所需的其他物质。作为对大脑变化的一种解释，虽然新的血管听起来没有像新的神经元和新的连接那样令人激动，但血管大约占到脑灰质的5%，如果血管不断扩展，那么很可能就会形成足以在扫描图像中观察到的变化。若真如此，那么人们口中的"重塑大脑回路"可能更像是"重新修缮管道"。

（ 更 多 连 线 ）

当然，在我们学习新内容时，大脑的确会经历"回路重塑"的过程，相邻神经元之间新增的细长分支的确会造成大脑区域增长。例如，20世纪90年代的研究表明，接受过更多教育的人在相邻神经元之间拥有更多微小的局部连接，即树突分支（dendritic branch）。

不过，我们大多数人认为的"回路重塑"，归根到底是因为脑白质。脑白质是大脑中连接不同区域的长距离连线，其连接的大脑区域可能相距几厘米之远。几乎你所做的任何思考都需要来自多个脑区的输入，因此不同区域之间的连接程度和长距离连接之间的电信号传播速度会在很大程度上决定大脑处理信息的效率。而我们自身的不良习惯，如过量饮食或从赌博中获得快感，可能会造成一些毫无用处的连接方式。

脑白质因其表面覆盖白色的脂肪髓磷脂（myelin）而得名，这些脂肪覆盖在神经元轴突表面，使其与外界绝缘，同时使电信号以10倍的速度沿轴突传递。当我们重复某些想法和行为时，更多的电流就会通过神经元，大脑就会从正常速度的连接升级为超快速连接。更多细节可以通过以下这种方式来表述：电流活动会刺激"谷氨酸"（glutamate）的释放，这会吸引少突胶质细胞（oligodendrocyte），这些细胞开始运作，从而形成由神经元细胞膜构成的脂肪绝缘螺旋。某些大脑回路中活动的增加也会使得神经元连线变得更长、更密集或拥有更厚的脂肪层。

一旦神经元轴突上覆盖了髓磷脂，这个额外附加的绝缘层就会抑制神经元的分支，保护传递信息的"高速公路"不被分流或减速。这就是我们常说的"恶习难改"的原因之一。

这种特定的机制可能会在你试图重塑大脑回路时引发一些问题，例如，如果我想要改变的传导通路已经存在很久，并且覆盖着一层厚厚的髓磷脂，那么它还有可能改变吗？更糟糕的是，这些回路不仅仅是在大脑中随机游走，在一瞬间迸发或断裂，它们还被捆成厚厚的纤维束（fasciculi），整齐排列在一起，朝着正确的方向运行（见下图）。想象一下，要解开这样一团复杂的回路并做出调整得花费多大的功夫！这看起来几乎不可能实现。

不过，海蒂·约翰森-伯格告诉我，或许我们有可能在不同脑区间现有的长距离连线之外增加新的分支。在一项始于 2006 年的研究中，研究人员教会猕猴用耙子来取得远处的食物后，发现它们大脑的视觉区域与感知四肢所处位置的区域之间产生了新的连接[10]。进行这项研究的科学家并没有说大脑中增加了新的连线，而是说可能从某个附近的通路上出现了新的分支。

另一种不那么激烈的方法是调整大脑中已经存在的回路——不至于完全重塑大脑回路。神经学家对结构变化（神经系统本身实际的生理变化）和功能变化进行了区分，二者在电学或化学结构及神经元突触连接程度上均有差异。结构变化和功能变化都会对现实生活中大脑的运转产生重大影响，同时这两种变化也存在着互相影响的关系。

总而言之，神经可塑性是一个既迷人又复杂的概念，即便是专家也说不清我们的大脑在学习新事物时究竟发生了什么。我们有充分的理由相信神经可塑性是真实存在的，并不是不道德的营销人员胡编乱造的产物；但是，如果有人对你说

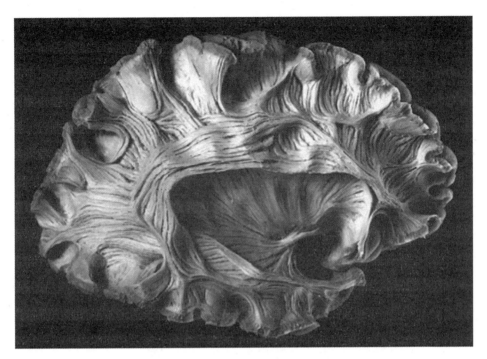

图1 大脑纤维束

什么"一起被激发的神经元，会连成一气"，然后就能奇迹般地重塑大脑回路，那么他们所谓的"一劳永逸的妙方"就跟电视上的那些减肥广告一样，没有什么可信度。

现在看来，那些心怀壮志想要拥有全新大脑的人，最好还是一次只选择一种技能，然后专注于此。目前我们并没有发现能够像慢跑锻炼身体一样作用于大脑的活动，甚至有可能根本不存在类似的活动，于是，这就又回到了我关于改变大脑的第一个结论：选择自己想要改善的方面。

　　幸运的是，我所选择改善的每一个方面都有大量的神经科学家和心理学家在研究这些技能的工作原理，以及如何提升自己的表现。相较于"变得更聪明"的理想情况，我选择了一些更为具体的技能，因此也至少有机会在各个特定领域得到提升，不过具体会有哪些改进还有待观察。我不清楚伦敦出租车司机到了纽约是不是比一般人导航能力更强，也不知道他们大脑中丰富的空间知识是不是仅限于伦敦街区。再比如，如果我在面对突然降临的灾难时能够控制自己的恐惧，那是不是也能让其他情绪消失？

　　这些问题——更重要的问题是：花这么大功夫改变自己的大脑是否值得——仍然需要等待时间来解答。正如一位神经学家看到我列出的目标清单时所评论的那样："到最后，你要么变成女超人，要么变成一团糨糊……"

　　不管怎样，这都应该是一次非常有趣的体验，对吧？

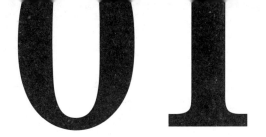

注 意 力 陷 阱

专 注 是 一 切 更 高 能 力 的 根 源 。

——李小龙（Bruce Lee）

关于大脑，有很多事我们无法完全确定，但我们确实了解的少数事情之一便是——集中注意力是大脑所做的最重要的事。大脑通过注意力来过滤并决定哪些事情比较重要，哪些事情可以放心地忽略，并且，如果失去了注意力，你眼前所学习的知识就不会转换成神经元连接层面上实际的物理变化。因此，如果我想对自己的大脑做出有意义的改变，尤为重要的一点就是集中注意力，获得专注。

但对我而言，集中注意力可能是一个问题。我把行李落在机场恰恰印证了我有"神游"的倾向，也正因为如此，我从 8 岁起就被大家戏称为"蝴蝶脑"。如今，类似的事情在我的生活中仍时有发生。最近一次，我在城里的大街上走着，忽然看到一位朋友在马路对面大笑不止，她对我说："你看上去就像是个疯女人，望着天空，漫无目的地徘徊！"有意思，但她说得没错：在"走神"的时候，我的神志可是真的不知道出走到哪里去了。

当需要完成工作时，这样的走神并没有给我带来任何好处。我独自在家工作，但却养了一只非常闹人的狗，在我儿子去上学的时候，它总是吵个不停。只在极少数情况下，这样的工作方式才显得非常完美——忙碌一天下来，感觉自己就像女超人一样全能高效。但更普遍的情况是，我一整天都在不同事情之间换来换去，到头来什么有用的事情都没做成——虽然我每天的工作就是读几篇科学论文、发几封电子邮件，但就连这些我都没法顺利完成。忙活了几个小时之后，我压力倍增，也非常沮丧，因为第二天我要完成更多的事情。

对于大脑来说，注意力不集中和容易拖延是同一个硬币的两面——它们都意味着大脑没有得到很好的控制。我并不是唯一一个受此问题困扰的人，最近的一项调查显示，80% 的学生和 25% 的成年人都认为自己有慢性拖延症。虽然我们经常跟自己开玩笑，说这样的拖延会让我们更有创造力，但种种迹象表明，这些问题其实会导致压力、疾病以及人际关系间的矛盾。

抛开其他因素不谈，放空自己的心思然后让其随意神游并没有让我们变得更加快乐。在一项研究中，测试人员不时打断受测者，询问他们正在做什么，并测试他们的快乐指数，结果发现，只有当人们在空想一些愉快的事情、做着美好的白日梦时，他们的快乐程度跟自己专注工作时的感受不相上下；而在其他时间里，放任自己的思绪邀游与完成手头的工作相比并没有那么令人开心[1]。

那天，我的心情十分沮丧，不停地用头撞着桌子，我突然想到了哈佛大学的神经科学家乔·德古提斯（Joe DeGutis），几年前我在写一篇文章时和他聊过。我知道他的专长是认知训练，特别是专注训练，所以给他发了一封邮件，看他能否帮助我解决问题。他和波士顿大学的麦克·艾斯特曼（Mike Esterman）一直在研究一种计算机辅助训练和脑磁刺激——又叫经颅磁刺激（Transcranial Magnetic Stimulation，简称 TMS）——相结合的解决方案，帮助人们更好地集中注意力。到目前为止，他们的方案确实有助于提高专注能力。像大多数的神经科学研究一样，他们只在有着严重问题的人身上进行试验，包括脑损伤、中风、创伤后应激障碍（PTSD）和注意力缺陷多动障碍（ADHD）等患者，我很想知道这种方法对我来说是否有效。

他们的答复是：可能没有效果。将大脑从严重损伤的状态恢复到接近正常水平是一回事，而要想从低于普通水平改善到超出平均表现，可没有那么简单了——同时也不是那么容易衡量。但是，乔和麦克还是答应帮我试试，他们发来了一个链接，让我做一个线上注意力测试，同时发来了几份问卷，用以了解一些基本情况，比如我因为注意力不集中而犯下愚蠢错误的频率（经常）。此外，我还需要填写一个"走神"量表，衡量我发呆时神游的指数（非常高）。

我做完了所有的测试和问卷，并将结果回复给他们，第二天便在收件箱里得到了残酷的事实——我在注意力测试中的得分率只有 51%，比平均水平整整低了 20%。而问卷的结果也很能说明问题。乔在回信中写道："根据你的测试结果，很显然，无论在实验中还是在现实生活里，你都有难以专注、容易分心的问题。"为了让我更好受些，他们邀请我去他们那里，看看能否帮助我。虽然没有承诺一定会得到什么结果，但他们表示会尽力而为。

一个多月后，我来到了位于美国波士顿的退伍军人医疗协会中心医院，乔和麦克自 2000 年以来一直在这里运营着波士顿注意力与学习实验室（Boston Attentionand Learning Lab）。退伍军人医疗协会隶属于美国退伍军人事务部（Department of Veteran Affairs），为美国士兵提供终身医疗保障服务。很多从战场归来的老兵都难以持续集中注意力，因此有源源不断的退伍军人愿意作为志愿者参与乔和麦克的研究。创伤后压力带来的问题尤为严重，长期生活在高度焦虑状态下的士兵并不会只将注意力集中在某一个特定事物上，而是会把注意力分散在各处，留心周围是否有危险发生。头部创伤和中风也可能引发类似的问题，因为注意力涉及大脑的很多区域，如果大脑出现问题，那么注意力很可能受到影响。另外，其他的大脑技能，包括记忆、推理甚至执行任务时的持续思考都建立在控制注意力的基础之上，因此，失去注意力所带来的问题十分严重。

可以说，我在退伍军人医疗协会医院的体验十分独特。我不确定英国政府会把退伍老兵安置在哪里，但美国的退伍军人似乎大多数在这里。这里伫立着奥巴马的肖像，美国国旗在头顶迎风飘扬。这里的人年龄跨度极大，有些坐在轮椅里的年轻人似乎是在最近的战役中才受的伤，而有些老兵看起来已经达到了经历过越南战争的年龄。他们中的许多人倍感自豪地穿着老兵的 T 恤，戴着老兵的帽子，坐在大厅里等待预约的同时与他人交流着各自的作战经历。这家医院里的病人经历过的故事，一定比这座城市的其他地方更丰富多彩，我很想一一聆听他们的曲折经历，但一个英国人笑嘻嘻地贸然闯进来，四处询问一些他不曾了解的事情，看起来似乎非常不合时宜。

所以，我跟他们一起在走廊里等候，并尽量让自己看起来不会显得格格不入。幸运的是，麦克和乔很快就带我去了他们楼上的办公室。电梯门打开的时候，一位 80 多岁、说话不怎么利索的老兵从里面走了出来，向我们问好。麦克说："在这里工作十分有趣。"

"麦克与乔的表演秀"即将拉开序幕，可以肯定，我接下来的一个星期将会非常有趣。乔总是精力充沛，积极乐观，他说话的语速非常快，喜欢欢快地走来走去，仿佛有着无穷无尽的能量随时准备释放。后来他告诉我，他跟其他的士兵一样，迫切需要自己的研究成果。"我们也不知道这一切的答案，"他说，"我们的工作更像是'自我搜索'。"而麦克相对而言则比较含蓄，但他跟乔一样热情。他反复确认我在开始前已经签署了所有的免责声明，偶尔会适当制止他那位热情的工作伙伴。在这样的双人搭档中，麦克很不情愿地担负起了"唱白脸"的角色。

一旦开始研究脑刺激的相关问题，他就会变得格外兴奋。他们把我带到了进行大脑刺激（brain zapping）的房间——一间弃用的医院病房，房间里的装潢还是 50 年前的亮橙色。病房里并没有病床，取而代之的是一把巨大的黑色座椅，旁边还有一台古老的 X 光检视器和两台显然停摆了多年的时钟。

再过一天，他们就会用经颅磁刺激机器来刺激我的大脑，而那张黑色座椅其实就是机器的一部分。麦克已经迫不及待地想为我展示这台机器的功能。"真的很奇妙，"他一边把磁铁移动到自己大脑控制运动的运动皮质部位，看着自己的手指不由自主地抽搐起来，一边说，"这是在测试机器是否正常运转。"接着他又笑着补充道："有时候我会专门跑下来这样做，只是为了好玩而已。"

看到机器控制了他的大脑和身体，我认为这恰恰完美地展示了这样一个事实：我们的每一个动作、每一个决定，都可以归结为大脑的电磁脉冲。当然，我们都知道这一点，只是亲眼目睹大脑和身体系统被机器劫持时有点忐忑不安。

很快就该轮到我接受刺激了，但需要先进行一个长达两小时的评估，以获得我目前的技能水平——或者说目前的技能有什么不足——作为这一周测试的基准线。接下来他们还需要对我进行脑部扫描，绘制出想要刺激的大脑区域。

首先进行的是我之前在家做过的在线测试的完整版本——麦克亲切地称之为"别碰贝蒂"（Don't Touch Betty）。我的任务就是在一连串的男性面孔中找到唯一的女性面孔（贝蒂），每张面孔都会显示约一秒，然后渐渐消失，换成下一张脸。当出现男性面孔时，我需要按下按钮，而贝蒂的脸出现时则不需要按钮。这听起来很容易，但其实不然，因为所有出现的面孔都是黑白的，而且都处于山川、城市等黑白的复杂场景中，在面孔变换的同时，画面的背景也在不断变化着。

测试持续了12分钟，但实际感觉要长得多。我发现，与其说这项任务很难，倒不如说它基本上无法完成。即便我能够辨别出贝蒂的面庞，也没有足够的时间让我的手不要去碰按钮。12分钟的测试过程中，贝蒂脸上那蒙娜丽莎般的微笑越看越像是嘲笑，而我也一直都在责备自己。我甚至确信，在看到我的测试结果后，麦克和乔一定会怀疑我是不是真的理解了任务的要求，于是在我们进行下一项测试之前，我向他们保证，自己确实明白这项任务要做什么。

第 一 章 　 注 意 力 陷 阱

接下来还有几个测试，每一项测试都侧重于注意力的不同方面。在一项叫作"转瞬即逝"的测试中，屏幕上会以最快的速度闪过一串字母，而我则需要辨别出夹杂在这一串字母中的两个数字。这项测试主要针对的是大脑效率，旨在测试我的注意力网络重置已有规律并发现新事物的速度。我猜我的结果应该是"并不快"，因为很多次我报出来的第二个数字基本上是凭空瞎猜。

相比之下，其他的测试似乎并不是很难，其中一项要求我点击完整苹果的照片，同时忽略那些被咬了一口的苹果；还有一项则是要我在 iPad 的屏幕上点击一个跳出来的点，就像打地鼠游戏一样。我寻思着"这也太简单了"，但是乔说了一些比较神秘的事情，指出我更倾向于使用哪侧的大脑来集中注意力。我不禁想，该不会是因为我错过了什么重要的事情，才会觉得这些测试这么简单吧，要知道，这些认知心理学家的套路通常都让人防不胜防。

最后一项是测试我的视觉专注能力。它主要衡量我有多容易被周边视野中的其他事物分散注意力，比如屏幕上弹出的新邮件通知，或者窗外飞过的一只小鸟。我觉得自己的表现还可以，但却有点疲倦，我坐在桌前，将脸埋在双手中。那时已经是傍晚了，或许我躺下来进行半个小时的脑部扫描是个不错的主意——即使是躺在嘈杂的核磁共振成像扫描仪中。

我们下楼来到了有核磁共振成像扫描仪的白色房间，接待员给了我一张只在军事医院才会看到的表格，我在表格上签字，确认自己体内没有任何弹片，眼中也没有金属。"哦，为了能进行扫描，你必须换上纸做的裤子，"麦克在一旁补充道，"希望你不会介意。"10 分钟后，技术人员递给我一条巨大的纸裤子，我才反应过来，原来他说的不是内裤，真是让人虚惊一场。穿好裤子之后，他们给我戴上了耳塞和泡沫颈撑，将我放入扫描仪，我一进去便打起了盹。

扫描的目的不是要追踪我的大脑活动，而是要获取我的大脑的 3D 图像，以此来确定涉及注意力的脑区，便于使用经颅磁刺激机器。他们主要感兴趣的区域叫作"背侧注意网络"（dorsal attention network），它负责将眼睛后侧的思维区域与顶叶皮层（parietal cortex）相连。顶叶皮层位于耳朵上部偏后，相当于各种感官的交换总机。

虽然大脑两侧都有类似的系统，但实时成像研究表明，在普通人中，右脑的那一部分承担了主要的工作。相反，有注意力集中障碍的人通常在效率较低的左脑有着更多的活动。

后来麦克和乔告诉我，他们的计划是用经颅磁刺激机器暂时麻痹我注意网络中左侧的活动，让我不得不使用右侧的注意网络。这样做类似于绑住我经常使用的那只手，迫使我用另一只手。然而，由于大脑总会通过最简单的路径传递信息，一旦更有效率的系统开始正常运行，日后它将有望随时为我所用。

计划的另一部分则是训练——乔在这方面十分擅长。我需要完成三组长达 12 分钟的训练，每天两次，持续一周，此外，在大脑刺激后的两天里，还有额外的训练。训练从那天晚上就已经开始了，乔说他会把这些训练内容通过邮件发给我，好让我回到酒店后就可以开始训练。

说实话，虽然这些训练可能对我有帮助，但它们实在是太无聊了。就像"别碰贝蒂"测试一样，屏幕上会出现目标图像——比如棕色桌子上的白色杯子，见到这个图像时就不能按钮，但出现其他颜色的杯子或桌子时则可以按钮。第一次尝试，在所有不许按钮的图像中，我的正确率只有11%。虽然没有什么基准可以比较，但这个分数看起来挺糟糕的。后来他们告诉我，需要将测试调整到我能答对 50% 的水平，只有这样，他们才有可能提高我的能力。这显然还有很多工作要做，尤其是在这么短的时间里——四天后，我就要飞回英国了。但现在我能做的只有睡觉。

第二天是进行大脑刺激的日子，我早上一起床就十分兴奋，因为我即将第一次看到自己的大脑。其实这个过程对我来说更多的是紧张，但容易分心就是有这样的好处：当来到医院看到大堂里所有人都在唱歌时，我就立刻就忘记了自己的紧张。一个留着长卷发的年轻人弹着吉他，请聚集在那儿的老兵一起歌唱。突然，一名从头到脚都穿着红白蓝的老兵跳出来要求唱一首《伴我一生》（*Stand by Me*），随后他便开始放声高歌，弹吉他的人也试图努力跟上他的歌声。唱到动情时，老人甚至用纸梳当乐器来了一段独奏。说实话，看到乔和麦克出现时，我有些失望。他们饶有兴致地看着我跟大家一起唱歌，然后把我拉走，开始研究我的大脑。

我们来到了有着巨大椅子的房间，看到了我的大脑活灵活现地出现在屏幕上。虽然不知道我之前的期待是怎样，但我的大脑看起来相当正常，所有该凸起的地方都有凸起，也没有什么不应该出现的明显的洞。麦克将一张背侧注意网络的图片叠在我的大脑图像上，在"额叶眼动区"（frontal eye field）标记了记号——这就是他准备进行刺激的区域。

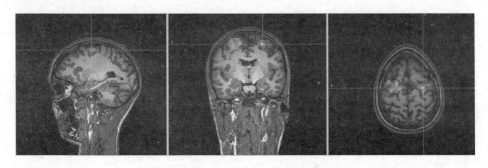

图 2　专注的大脑：我的大脑和背侧注意网络

我本以为他们会刺激我的大脑，从而让它更好地运作，但实际上恰恰相反：他们用针对性磁脉冲麻痹我左侧注意网络的部分活动，以迫使我使用右侧注意网络——也就是正常情况下本该使用的那一侧。磁刺激的影响几分钟后就会消失，因此我需要在被刺激之后立刻进行训练，之后再将这个过程重复进行两次。这么做的目的是让我右侧大脑在自我持续循环中变得足够强大，并逐渐占据主导地位。

现在该把我绑在椅子上了，我看起来很可笑：紧紧地戴着一个头箍，上面还有一些看上去像衣架钩的东西。显然，这是一种连接装置，可以将他们屏幕前的脑图像与我现实中的大脑相连，以确保他们刺激到了正确的位置。他们的研究助理海德·欧卡比（Hide Okabi）告诉我，这其实就相当于一个高级版本的任天堂Wii 游戏机，将你在现实中的行动与屏幕里你的形象连接起来。所以，当麦克将磁装置移到我头上时，我就能在屏幕上看到他正在瞄准的位置。

首先，为了测试机器是否正常，他要对我进行之前提到的手指抽搐试验。由于每个人的位置不同，他花了一些时间才在我头顶正上方找到合适的位置。那种感觉真的很奇怪，我眼睁睁地看着自己的手开始抽搐，就好像有人在操纵提线木偶一样。我并没有感觉到疼痛，但电磁脉冲的刺激就好像是有个人在我头上每秒钟使劲按一次，同时发出很大的咔哒声。起初只是轻轻的敲击，但过了 5 分钟这种刺激就变得非常恼人，我开始感觉自己两侧有些不平衡起来。我本来应该进行三次刺激治疗，每次 8 分钟，但后来我坦承自己有点头晕，他们觉得也许两次就够了。

电磁刺激之后，我紧接着进行了乔的训练。但我们很快就发现，无论是否受过刺激，经过休息恢复后，训练结果仍然令人沮丧。我可以看到自己的手缓慢地移向空格键，但就是没法阻止它按下去。

经过第一次刺激之后，我在测试中的表现甚至更糟糕了，我也能看出来麦克有些不安。他没有多说什么，但似乎希望我在经过短暂的刺激之后，能够表现得好一些。但乔说，可能是因为我平时太依赖左侧的网络，所以在它被麻痹后根本无法完成任务。如果是这样的话，那么通过训练我应该能逐渐改善这个现状。

然而事实并非如此，到了第三天，我还是没有丝毫进步。我沮丧极了，每次错按空格时，我都想大声叫出来。我觉得自己很蠢——事实上，我几乎一眼就能轻松地辨认出目标，但似乎就算拿枪指着我，我也没法控制自己不去按空格键。麦克和乔看起来比我还要沮丧，也有些担心。乔后来承认，他担心我回家之后会在书里评价他的训练是"最愚蠢的事"。

但是在第三天训练间歇的某个时刻，事情突然发生了转变。我的"不按按钮"正确率从 11% 和 30% 一下提高到了 50%—70%。更令人惊奇的是，我开始享受这项测试起来。当不小心犯错的时候，我能感觉到自己的思绪去了哪里——这是一种非常陌生的感觉。比如，我意识到有一次按错键是因为我在想儿子正在家里干什么。又比如，我会想训练结束后是喝红酒还是啤酒。又过了一天，我已经可以单手完成测试，另一只手则随意地拿着茶杯。更重要的是，之前我的脑海里只有白噪音，我根本无法知道自己的思想在做什么，而现在我能感到如禅定般的平静，只有少数一些令我分心的波动。

乔对此似乎很兴奋，他告诉我这可能是一个重大进步。在心理学中，知道自己的想法被称作"元意识"，而如果你需要发现自己神游，以阻止自己的思维别飘走太远，元意识十分重要。他说："受过该项训练帮助的人都会进入这样一个阶段，他们发现自己比以前更具有元意识，他们会在完成任务的时候看到自己在想着其他的事。"

虽然这可能只是我的想象，但我感觉平静了许多。通常，我会在工作的时候拖延，结果弄得自己在本该放松的时间仍然在工作，并且十分焦虑。但这一个星期，我就好像是一名新闻忍者：在指定的时间里完成了所有的工作，然后与我在波士顿的好友们好好叙旧，共度美好时光，享受着回归我最喜爱的城市生活，完全没有因工作未完成而产生压力和愧疚。这听起来也许没什么，但对我来说，这是一个启示——原来生活可以不用充满压力。

我还注意到了一些工作之外的微妙变化。在波士顿的第二天，我搬离酒店，到朋友家度过这周剩下的几天。这件事本来会让我回到原来的状态——即使是在亲朋好友家做客，我也会感到十分焦虑。我无法放松，因为我总觉得自己碍人家的事，应该更多地帮忙做饭和打扫卫生，或者更好地跟他们聊天。然后我又担心自己的焦虑会给所有人带来压力。但是，这周我并不是这样，一切都是那么美好。

我没有告诉麦克和乔这一点，我有一种感觉，他们认为我有些不同寻常——但我很想知道在我身上发生了什么变化。可直到我周五重新进行"别碰贝蒂"测试之前，他们除了告诉我还有进步的空间，并且没有多动症，其他的什么都没说。他们这么做不只是为了保持神秘，因为不让实验对象了解太多是有科学道理的：我知道得越多，就会对将要发生的事情有所预期，从而干扰实验结果。我所知道的是，现在的训练已经变得非常容易，我感觉到自己的"蝴蝶"多年来第一次受到了控制。

实际上，已经将近三十年了。现在回想起来，我在学校时就已经想到了驯服"蝴蝶"的一些策略。但是，我已经忘了这些方法，直到最近才发现。心理学家和神经科学家都建议我做类似的事情，只不过他们的建议主要是基于对注意力时长的科学研究，不像我小时候那样只是碰运气。注意力的持续时长有限，这一点

第 一 章 注 意 力 陷 阱

显而易见，但心理学家数十年来都努力通过发表长篇大论来探讨其中的原因。11岁时，我和我的朋友安娜（Anna）想到了一个可以帮助我们熬过数学课的方法。我们会先学习20分钟，然后休息5分钟来聊天。这个方法简直太完美了，我们总是能够很好地按计划行事，在下课前完成任务。

定期休息常被认为是帮助集中注意力的一种方法，但这种方法为什么有效？有些人将它全部归结于大脑中的"警觉周期"：我们的大脑可以保持约90分钟的警觉，接着就会走神一小会儿，随后周期重置。自20世纪70年代以来，这种观念就一直存在，而且对于高效人士的研究也佐证了这一理论：他们经常会在早上进行三次90分钟的高强度工作，每次间隔休息15分钟。这听起来很不错，但当我自己尝试的时候，就发现这对我来说并不容易。同样，我也很难确定自己的警觉时间究竟有多长。有时，警觉周期中保持警觉的部分甚至都不会出现。然而，可以得出的结论是：我们需要休息——根据90分钟法则，每天最好休息五到六次。

其他的心理学家认为，我们维持注意力的时间有限，很可能只是因为没有了动力。基于这样的假设，我们在集中注意力时会用到一部分心智能量，并最终将其耗尽。这种观点认为，休息时间不一定非得是15分钟——事实上，一项研究表明，只需分散注意力几秒钟就会产生效果。需要注意的是，必须是完全的分心，比如做一个复杂的心算。在办公室与邻桌聊天可能没什么效果，除非你聊得非常投入。我不记得上学时和安娜都聊了些什么，但我相当肯定，聊天的内容一定涉及学校里的男生。

按时休息并不是我上学时偶然发现的唯一有科学理论支持的策略。一直到上大学，需要记忆知识点时，我就会不断地抄写笔记，一遍又一遍，每一行都用不同颜色的笔，或者不同部分用不同的字体，甚至还尝试过把字倒过来写。当时我并没有想太多，但其实那时候我所做的事情就是在想办法让自己能够长时间地保持专注，从而让这些知识留在我的大脑中。

几年前，伦敦大学的一位认知神经科学家尼利·拉维（Nilli Lavie）提出了注意力的"负荷理论"（load theory），她认为要解决注意力有限的问题，我们不应该减少大脑需要同时处理的事情，而是应该让大脑做更多的事情。这一理论后来得到了实验证实——试验内容主要是观察屏幕上的干扰因素在人们做心理题时是否会影响其最终表现。拉维和她的团队证明，在任务中，屏幕上的内容越繁杂，人们越容易忽略干扰因素。这听起来似乎与常识不符，但其中的原理是，如果有太多需要考虑的事充斥了我们的感官，我们就没空儿分心走神了。拉维说，这对所有的感官都适用，因此，或许可以试试把工作变得更需要精神投入，比如故意在更嘈杂的环境中工作，当然也可以像我一样用不同的颜色重复书写笔记。

然而，要想在现实生活和工作中运用这一方法，唯一的问题是需要保证你所有的精力都集中在有用的事物上，而不是那些会更加分散你注意力的干扰因素。不同颜色的笔记如果变得太复杂，就很容易变成图画创作，从而失去了辅助记忆的作用——我就经常如此。而反向书写则可能降低记录和阅读速度，这与最初的目标也不相符。甚至在工作环境中找到合适的背景噪音，也并非易事。

关于人注意力有限的原因，我认为最合理的解释就是潜念理论（mindlessness theory）。潜念理论认为，注意力缺失通常是因为大脑对某项任务习以为常时会转换为自动模式（潜念），将更专注的注意力转移到其他地方。加拿大滑铁卢大学心理学家阿伦·切恩（Allan Cheyne）认为，一种预警系统会帮助你从神游之境回到手头的任务当中，甚至简单地设定一个每20分钟就会响起的闹钟都可以起到作用。

对我来说，上述这些解决方法的麻烦之处在于，它们不仅需要我能够对自己的心智进行适当的控制，还需要大量的组织，这对于本来就注意力有限的我来说可不是什么容易的事情。即使是在家以自己的节奏工作，这些死板的时间安排也并不总是可行。此外，我在波士顿所做的，就是试图通过从根本上改变我大脑运用注意力资源的方式来让这些方法更加有效。如果能做到这一点，那么我就不需要再记不同颜色的笔记了，因为我的大脑将会更出色地进入状态，保持专注。

这些训练与刺激真的对我的大脑起到作用了吗？简单来说，似乎是的。在"别碰贝蒂"测试中，我的得分表现有了大幅飞跃，错误率从训练前的 53%（比他们测试的所有健康的人都要糟糕），降到了训练之后的 9.6%（几乎赶上了这项

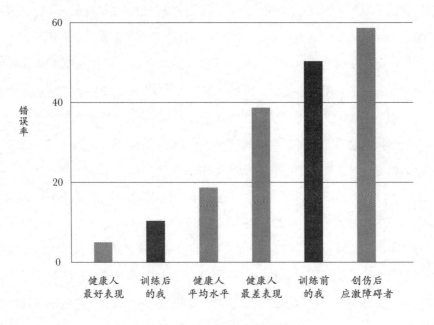

图 3　"别碰贝蒂"测试中的错误率

认 知 迭 代

研究中健康人的最高水平）。

乔和我一样惊讶。我们一直在感叹：'什么？这是同一项测试吗？简直太惊人了！'"他说。事实上，我在完成测试之后也问了他们同样的问题，因为我在测试过程中的体验完全不同。这一次，我感觉自己有非常充足的时间辨认出贝蒂，屏幕上的她在消失之前也没有嘲笑我，而是给了我一个非常友善的微笑，仿佛在向我打招呼，之后才渐渐消失。有几次，我甚至微笑着回应她。我感觉一切都像是在放慢动作。但他们确认过了，这跟之前的确实是同样的测试。更神奇的是，我按下按钮所用的时间与接受训练之前并没有区别。现实世界中的时间并没有改变，只是我对它的感觉发生了变化。

但是，有没有可能只是因为我能更好地控制自己的手部动作，从而阻止了自己按下按键呢？毕竟，训练的内容跟最终的"别碰贝蒂"测试十分相似。我把这个想法告诉了乔，但他告诉我，根据他们基于此训练的其他研究，单凭反复练习只能获得 4% 的提升，而我的进步幅度相当于这个数字的十几倍。除此之外，在"转瞬即逝"的测试中——测试大脑在分心后多久可以重新专注——我的准确度也有相应的提升，从训练前的 46% 提高到了 87%。"这是巨大的进步。"乔说。"转瞬即逝"测试不仅不需要按按键，而且它并不是像"别碰贝蒂"测试那样单凭反复练习就能提升的测试。

好吧，看来训练的结果是真的，那么他们究竟对我做了什么？在短短一周的时间里，通过四个小时无聊且简单的大脑训练和刺激，我的大脑真的发生了改变吗？

"生理结构并没有什么变化，"麦克和乔不约而同地说，他们试图让我摆脱"他们已经重塑了我的大脑回路"的想法，麦克说，"但从功能上看，你运用大脑的方式发生了变化。"这意味着，虽然我可能并没有得到新的大脑回路，但现有的回路可能会更加高效地运作。

从某种程度来说，这更令人兴奋，因为这意味着，你不需要对大脑做出巨大的结构调整，就可以从根本上改变它的运作方式——更重要的是，改变你体验生活的方式。只需要在正确的方向上稍作努力，一切就都会有所变化。

但这也意味着，我们无法准确地指出我的大脑究竟发生了什么变化，因为我们在训练过程中并没有对大脑进行扫描，而且没有进行训练前后的核磁共振成像扫描对比。这并不是因为他们忘记这么做了，而是因为核磁共振成像只能提供脑部的大致图像，在短短几天的训练之后，大脑各处的连接所发生的变化非常微小，不可能在图像中体现出来。因此，我们只能从其他研究以及他们早前让我进行的心理测试结果进行推断。科学通常都是这样：把全新的结果与已经存在的知识体系进行比较，从而推断出造成此结果的可能原因。

乔的测试中所体现的变化，以及我个人所感受到的变化，归根结底是因为这项训练的设计原理。训练内容首要是无聊的——唯有如此，它才会消耗你的注意力。在一项试点研究中，另一组研究人员试图让训练内容对儿童而言更加有趣，但这样也失去了无聊训练所具备的种种优点。乔告诉我，无聊的事会调动我们的"强力关注"——我们可以将其描述为一种持续的"就绪"状态，让你一直关注着目标何时会出现。而不可预测的目标则会利用到"阶段性关注"，或者说间歇的警觉波动。对于捕获目标图像来说，头脑的最佳状态是你通过"强力关注"持续留意，同时能在目标出现时足够警觉地做出反应。

换言之，你必须让自己进入"状态"：在这个难以捉摸的点上，一切感觉都不是很难，但同时具有一定的挑战性。也正因为如此，麦克和乔之前才会一直试图将测试调整到50%的正确率,并以此作为训练的基准:这就是每个人的"状态",一旦进入状态,就可以慢慢提高难度,逐渐提高技能。他们花了很长时间来寻找我最合适的状态,当他们在第三天终于找到它时,我便根据这一基础,让它成为在我需要大脑保持专注时可以达到的状态。

显然,现在我似乎已经可以达到这个状态,但这一"状态"究竟是什么?多年来,神经科学家一直试图回答这个问题,他们或成功,或失败。但麦克认为,在这样的状态下,背侧注意网络和另一个被称作"默认模式网络"(default mode network)的大脑回路之间达到了完美平衡。当我们进行创意思考、走神或者什么都不想时,激活的便是默认模式网络。

波士顿团队在最近的一系列实验中发现,当走神活动达到最高水平时,人们

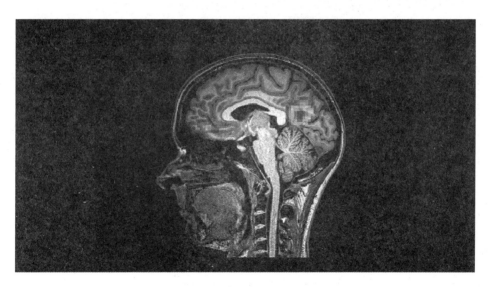

图4 我的大脑和"走神"回路

会更有可能在"别碰贝蒂"测试中犯错；而当注意力网络活动增加时，这一现象便会得到改善。不过，注意力网络过于活跃也会适得其反：两个网络不管哪一边的活动过多，都会导致人不能长时间专注于眼前的任务[2]。

因此，最理想的状态并不是将"走神"模式完全关闭。人类经过漫长的进化，它能够保留是有原因的，因为它的主要用途是服务于狩猎和采集——这样的心智状态可以让你快速扫描周围环境，等待有趣事物的出现，当我们身处无法预测的环境中时，它十分重要。如今，在我们寻找灵感或者精神需要休息时，它就能很好地为我们服务。然而，保持专注需要消耗大量精力，注意力也无法长时间保持高度集中，因此想要在几分钟到几小时内长时间保持专注，最佳的方法就是适时将注意力关闭——在大脑需要走神的时候，任其随意漫游，并在它没有走得太远时及时恢复到正常状态。

因为我并不是在核磁共振成像扫描仪中进行的测试，所以我无从得知自己的大脑具体发生了什么变化，但我在"别碰贝蒂"测试中所表现出的更加一致的反应速度，也是进入正确心智状态的一个标志。而且，结束了在波士顿一周的训练后，我在"别碰贝蒂"测试中的表现比以往更加稳定了。

也许是因为我开始使用大脑右侧的网络，又或许是因为我能够更快地发现并遏制自己神游的行为，现在我能更有效地运用基本大脑回路。在大脑可塑性规律的影响下，随着时间的推移，我的大脑组织面积在逐渐增大，背侧注意网络不同部分之间的连接也逐渐增多。最终，这样的大脑会成为我的一部分，就像现在的"蝴蝶脑"一样成为主导。

"是这样吗？"我问。能更好地保持专注，仅仅是因为让思绪进入放松状态，并时不时地允许自己神游吗？看来似乎如此。"随着大脑的波动，你的测试表现也出现波动，这可能是大脑的特性——它需要波动，也必定会波动……"麦克刚说了几句，乔就一如既往地激动地打断了他。"拥抱这些波动吧！"他高呼，"注意力的最终状态是流动的——就好像你在一片海洋上乘风破浪。""这并不是坏事，"麦克抢回话语权，"反而是一切的关键。这很难，但并不会对你造成困扰。"

"跟着感觉走"一直都不是我的自然状态，为此，加拿大卡尔顿大学心理学家、《战胜拖延症》（*Solving the Procrastination Puzzle*）一书的作者蒂姆·皮切尔（Tim Pychyl）提出了许多建议。他认为，无法集中注意力是人类心智的基本缺陷，所有人在不同程度上都有可能存在类似问题，但具有某些个性特征的人更有可能存在这种缺陷。具体来说，有三种个性特征会影响注意力：冲动、焦虑和粗心大意。在我目前所进行的测试中，我对这些特质的命中率极高，并且已经体现出了其中的两种特质。

首先，特质焦虑量表（State-Trait Anxiety Inventory）可以用来衡量你有多容易（通常是毫无意义地）焦虑。当麦克打算告诉我在这个量表上我的得分时，他看起来有些不太舒服。"那个……这不是临床诊断，但你确实在特质焦虑方面的得分相对较高。"我的百分位数是86——也就是说，在100人中，有86人的焦虑程度比我低。

麦克在告诉我结果时表现出来的犹豫让我觉得，我可能得了某种焦虑症。鉴于家族有神经系统患病史，对此我并不感到意外。但我仍然想为自己辩解：如果你没有开始焦虑，那说明你并没有意识到情况有多严重。"没错，"乔说，"如果你一点都不焦虑，那么你目前的工作将来就很有可能被机器人取代！"

也许是的。但不管你认为这到底是焦虑还是务实，它都不能帮助你的大脑集中注意力——在进化论的观点下，这可能会更容易理解：如果你被困在山洞中，狮子从四面八方逼近，那么现在你可能并不会坐下来专注于打造完美的长矛。当危险来临时，大脑会通过一种机制来扩大你的注意力范围。同样，你如果因为无法保持专注而感到焦虑，那只会将大量的压力激素释放到大脑，这些激素对你可没有任何帮助。乔说："当你没有过于焦虑，也没有过于投入，处于绝佳的中间状态时，便会促进前额皮层（the prefrontal cortex，简称PFC）中 α-2A受体的调节。但如果你压力过大，它们就会停止运作。"

因此，要想更好地保持专注，关键在于放松，不要心急。乔肯定地说："如果你总是处于紧绷状态，就会一点点地磨掉自己的意志，时时刻刻都在跟自己抗争，表现也会越来越差。"

除此之外，过分担忧也会占用脑力，这部分脑力本可以用来阻止大脑走神和胡思乱想的冲动倾向。说到冲动，我在冲动的标准化测试中也得了很高的分数。

不过，粗心大意这个特质怎么看都跟我不搭边——一直以来我都是个用功学习的书呆子。所以，很自然，我在认真程度测试中得了高分。但有没有可能这也是造成问题的原因之一？会不会有这样的情况：我的冲动特质总是在试图让我分心，而认真特质同时在竭尽全力地让我专注于眼前的任务？这两个特质之间是否存在较量？鉴于我容易焦虑的特点，如果真是这样的话，那最终只会导致担忧和压力倍增，同时关闭那些帮助我集中注意力的受体。

真是一团糟。但我至少跟乔和麦克相处了一周，也算是找出了问题的原因。乔拿出了一张图表，上面记录了我在训练期间每一次的错误率变化。"最开始的错误率是90%，然后我们对测试进行调整，从而让你的错误率低于50%，在图上可以看到有明显下降。接着是另一次大幅下降，到了最后几天，你的表现已经非常出色了。我感到十分惊讶，而实验室里的其他人也不停地感叹：'什么？这怎么可能！'"他说道。

他告诉我，事实上，即使是与他们之前训练过的创伤后应激障碍者和中风患者相比，我所取得的进步也是非常显著的。"你最开始的错误率高达90%，到最后已经游刃有余，仿佛在说：'我已经完全掌握了窍门。'"就像每天坚持多做几组仰卧起坐可以增强腹部肌肉一样，我所做的训练似乎也加强了我的大脑回路，让它处于一种"放松且就绪"的"心流"状态，从而更高效地运转。而且，因为大脑总会选择最佳路径，避免走弯路，所以今后当我需要专心工作时，"心流"很快就会成为我的默认状态。

接着，乔告诉了我一个坏消息。我这几天新体验到的冷静状态几乎不可能持续，除非我采取措施让它得到保持。显然，成年人的大脑训练就有这样的缺点。就像锻炼身体一样，你必须一直坚持，否则身体就会变得和从前一样松弛。由于我的个性特质和大脑构造都容易造成分心走神，我很可能会回到最开始的"蝴蝶脑"水平。"你目前的训练效果可能只会持续两三个星期。"乔满怀歉意地说。

现在我该怎么办？乔保证，等我回家后他会给我发来更多的训练，但我不能一直指望他，更不可能总是大老远地飞过大西洋来进行大脑刺激，手机上也没有相关的应用程序可以让我在家继续训练。乔和麦克非常高兴地说，他们依然不清楚这些训练究竟对大脑产生了什么影响，甚至不确定训练效果能否延伸至日常生活当中，特别是对那些本就可以正常生活的健康人士来说。事实上，他们从未在大脑没有严重问题的人身上进行过试验，和我一样，他们很好奇我回到家后会有什么样的表现。

那么，当回到陪小孩玩耍、工作和家务之中后，我还能像现在这样保持冷静吗？答案是肯定的。已经过了好几周，我跟在波士顿时一样放松和专注。生活十分美好——也十分简单。那些曾经让我无比焦虑、难以专注的事情——比如在多项工作缠身的同时还要抽空陪孩子玩乐高——如今也变得非常愉快。

虽然那种感觉并不可能永远持续下去，但至少我记得自己在波士顿进行训练时进入"状态"的感觉。即使现在已经无法达到那样的状态，我也知道自己进入状态时是什么样子，并为此做出尝试和努力。幸运的是，有一些别的方法可以取得这样的效果，还有一些像样的科学研究告诉我们应该怎么做。

最好的方法之一便是冥想。这对大多数人来说应该并不意外——毕竟，几个世纪以来的佛教僧人都在践行着打坐沉思。当我开始进行大脑改造，研究如何将可塑性的知识运用到自己的大脑时，唯一切实可行的建议就是冥想。但我一直觉得冥想对我来说有点太新潮了——而且，认真地讲，谁有那么多时间来冥想呢？

哈佛医学院神经科学家萨拉·拉扎尔（Sara Lazar）认为我应该想办法抽出时间来冥想，并坚持每天如此——哪怕每天只有 10 分钟。多年来，拉扎尔一直在研究冥想对大脑的影响，她发现，长期冥想者的大脑中后扣带皮层（posterior cingulate cortex）区域的活动相对较少。后扣带皮层作为默认模式网络的一部分，主要控制的就是分心与走神。她告诉我，对于初学者来说，哪怕只是经过八周的心灵冥想，大脑也会发生变化。

显而易见，瑜伽具有同样的效果。因为我每周至少都做一次瑜伽，所以也算是有些许经验。拉扎尔说："人们通常都会对我说，他们不愿意冥想，更愿意做瑜伽——但瑜伽却是一种运动中的冥想。"她建议我每天做 20 分钟瑜伽来代替冥想，我坚持了大约一周，然后就渐渐失去了耐心。

不过还有其他方法，而且至少有一种方法更容易坚持，因为它几乎根本不需要你费太多力气。在实验室研究中，注意力不足的人可以花几分钟时间通过观察自然景观的照片来恢复专注，而观看城市景观的照片则不会取得相同的效果。这意味着，欣赏户外风景的照片，或者直接投身大自然，有着神奇的效果。其他一些研究表明，如果在欣赏风景的同时进行锻炼，效果会更佳。

就像我在学校时采用的反向书写法一样，其实我可能在偶然间也发现了一些解决方法——我养了一只小牧羊犬，它非常不安分，经常需要到外面遛弯。现在，只要大脑开始分心，我就会停下手边的工作，带着小狗到树林里跑上几圈。到目前为止，这个方法十有八九都很管用。漫长的泥泞散步过后，我感觉自己十分接近在波士顿时的状态。

归根结底，不管任何事物，只要能使我的大脑达到与训练时相同的放松就绪状态，就能够产生类似的效果——虽然我并没有任何科学的数据来支撑这一观点，但乔认为这是合理的。关键在于找到你所喜爱的事情，让它保证一定的难度，并促使你必须集中精力；但它又不能太难，因为你需要享受这个过程。对我来说，这样的事情是做瑜伽或者去树林里散步；对我丈夫而言，则是攀上高耸的岩壁；至于其他人，这样的事情可以是在合唱团唱歌，在冰冷的湖泊中游泳，跑马拉松或者玩乐队。不管是什么事，以我成功进入"状态"的经验来看，最好是频繁地去做——走运的话，也许这种轻松而专注的心智状态会成为你的默认状态，一旦你有所需，它就能随时待命（参见本章后专栏：初学者的注意力驾驭技巧）。

可以说，现在我正在驾驭我的注意力系统。虽然在有些时间里，我仍然会表现出"蝴蝶脑"的状态，但这种情况已经非常少见。而且只要休息一会儿，或者出去散散步，我就能更高效地工作。现在这一点也有了科学数据的支撑，我开始仔细考虑重构大脑的注意力系统。至少我现在已经知道进入"状态"是什么感受，也更能意识到自己是否处于这样的状态——更重要的是，如果感觉自己并不在状态，我就会选择停下手头的工作，出去散步半个小时。不仅如此，我还开始四处询问专家能否利用神经科学来改善我的注意力，得到的答案是肯定的——尽管跟我的预期略有区别。

麦克和乔认为我大脑的结构并未发生任何变化，即便如此，我也能感觉到现在的我与过去确有不同，这种不同更多地体现在我使用大脑的方式。也许，所谓的最佳"状态"一直都存在，只是我不知道该如何控制它。若真如此，那么我现在更加集中的注意力应该能在大脑其他区域带来变化。

接下来需要做的是控制焦虑。毕竟，如果我的焦虑阻碍了专注，那么它也可能影响到其他所有需要用到注意力的事情。如果能改变这一现象——现在也有很多科学家在研究焦虑——那么也许其他的认知任务会变得更加容易。我有一种预感，我容易焦虑的特质源于家族中女性传承下来的基因缺陷，但理论上，与大脑的可塑性相比，基因遗传不值一提。不过，真的如此吗？听起来这似乎是接下来需要解决的一个完美挑战。忧虑的基因对抗心智和大脑可塑性，谁输谁赢？让我们拭目以待。

初学者的注意力驾驭技巧

1.拒绝压力。压力会在大脑中释放大量激素，告知大脑扩大注意力范围，寻找危险然后聚焦——但通常可能是完全错误的事情。

2.找一件你喜欢的事情，并保证它需要一定程度的专注，但又足够轻松愉快。这件事情可以是运动、手工、学习语言、烹饪、下棋——什么事都可以。但你要尽快找到符合条件的事情，它能让你的大脑进入正确的状态。

3.践行第2点，越多越好。永远不要因为花费了时间寻找这样的事情而感到内疚（见第1点）。正确的状态需要不断练习，这样在你需要的时候，它才会足够强大。

4.尽量每周进行一次40分钟的冥想，或者每隔一天冥想10分钟。如果你无法一直保持静坐（比如我就是这样），瑜伽、游泳、散步等"运动冥想"同样有效，这些运动并无害处。

在你等待大脑进行转变并让这一切看起来更容易的同时，还可以使用一些已有科学依据的方法，包括：

5.让你眼前的任务更具视觉刺激性，或者添加背景噪音，以最大限度地运用感知系统，防止走神。

6.定时休息，最好是去户外休息。休息时必须完全脱离你正在做的事情，因此你在休息时所要做的事情要么非常耗费脑力，要么需要完全专注。大声放音乐或剧烈运动可能是不错的选择。

冥想日记1

你可能会问，我对冥想有什么偏见？在很长一段时间里，都有证据显示冥想对大脑有好处，但我为什么没有尝试冥想，吸气、呼气？

说实话，我不愿意冥想，不仅仅是因为冥想需要静坐——显而易见，静坐对我来说是一个问题——还因为当经常冥想的人告诉你冥想有多好时，他们总会用一种特别的眼神——那种经常出现在虔诚的宗教人士脸上，真正希望你也能受到光明启发的眼神——看着你。这种眼神中往往隐藏着些许自以为是，他们真心为你没有受到启迪而感到遗憾，由于某种原因，这让我非常生气。也许我一直为自己是怀疑论者而感到骄傲。我愿意相信一切说法都是垃圾，并在此基础上质疑任何事物，直到确定自己没有被蛊惑为止。因此，虽然我很向往冥想对大脑的种种好处，但如果我的言论开始于脸上诡异的微笑，那么你可以放心地揍我，因为显然我已经被洗脑了。

然而，不可否认的是，有大量证据表明冥想可以为大脑带来适当的变化，从而帮助人们更好地控制注意力，控制容易恐慌的心态。最近的研究发现，正念冥想改变了默认模式（走神）网络与执行控制网络的连接方式，起到了与乔的训练类似的作用——或者说，如果长期坚持，一定会有效果。这听起来是一件值得追求的事情。

最近的另一项研究也发现，加强前额叶控制网络（frontal control network）能够让人更好地处理情绪反应，进而更好地应对压力。同时，这似乎也减少了人体内某种控制炎症的免疫分子——无论对身体还是心灵，这些免疫分子都应该保持在最小限度[3]。

因此，现在我在家乡的教堂大厅里，身边除了有七个陌生人（谢天谢地，因为本来我还担心会碰见熟人），还有师出正念大师乔·卡巴-金（Jon Kabat-Zinn）的冥想老师吉尔·约翰逊（Gill Johnson）。卡巴金是马萨诸塞大学医学中心的一名医生，他在20世纪70年代末将正念作为一种减压技巧向群众推广。自那以后，正念减压（MBSR）已经发展成为一个全球品牌，如果你觉得自己没有认识这一方面的人，那你也许搞错了，他们只是没有对外声张而已。

幸运的是，吉尔并没有那种"眼神"，她很温暖朴实，而且无疑非常冷静。取而代之的是她那坚定不移的目光，这让我感觉她已经完全看透了我。她跟我见过的人都不一样，很随意地穿着连身裤、开衫和拖鞋。"我们是来冥想的，需要穿着舒适。"她笑着说。

在等人到齐的过程中，吉尔说我们应该"与感受同坐"。我认为这可能是她经常说的一句话，而我则可能会讨厌这么做。要是我等得不耐烦，但又不想跟这种感觉同坐怎么办？要是我越来越烦躁，恼羞成怒了怎么办？事实上，我并没有因为晚来的人而不耐烦，而是因为与陌生人共处一室而感觉不太舒服，感觉有点像群体治疗或别的什么……

终于，我们开始了第一项练习。这项练习显然是为房间中的怀疑论者设计的，我们闭上双眼，想象自己手中有一颗柠檬，想象它在手中的感觉；接下来，将双手举到面前，用鼻子闻它的味道（不知道是不是出于想象，我真的闻到了柠檬的香味）；最后，我们要咬一大口柠檬，让柠檬汁在脸上和手上流淌。刹那间，我已垂涎欲滴。这真的很酷——我知道自己会在想象中品尝柠檬，但没有想到身体会像我真的吃了柠檬一样做出反应。显然，这说明：身体的行为是由大脑控制的，因此要小心对待自己的大脑……

接下来我们又进行了几次练习，其中包括假想吃葡萄干（当你停止咀嚼时，葡萄干的味道跟葡萄一样——但谁又知道呢？），最后，我们进行了全身检查，结束了今天的课程。全身检查就是躺在垫子上检查身体的各个部位，在30分钟的检查时间里，我几乎大部分时间都在睡觉，偶尔醒过来的时候，我意识到自己应该专注于身体的某个部位，同时感觉到躺在地上有点凉，然后就又睡过去了。

到目前为止，我对冥想仍然将信将疑。我觉得这次课程让人大失所望，和普拉提令我失望的原因一样：你根本不需要费力去做些什么。我回到家中，头有些痛，昏昏欲睡，接下来的一整天心情都不太好，几乎没有进展——这非常讨厌，因为本来我做这些事情就是为了能更加专注。我读过这方面的研究资料，知道这样对我的大脑应该有所帮助，但我就是不确定自己是否喜欢这么做。

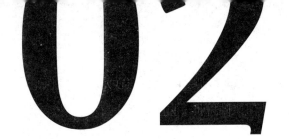

第二章

控 制 焦 虑

你无意识下做出的假设，只会让你陷入麻烦和混乱。

——道格拉斯·亚当斯（Douglas Adams）

"我希望你能想一想经常让你担忧的事情。"亚历克斯·坦普尔-麦库恩（Alex Temple-McCune）说。他是一名博士生，虽然长着一张娃娃脸，但看上去却有年长医生的风范。

"很简单，我儿子跑出房门冲到路上经常会让我担心。"我回答道。亚历克斯面无表情地看着我。我补充解释说："他才5岁，而且路上车非常多。"他慢慢地点了点头，说："好的，现在我要离开5分钟，在这期间，我希望你能一直担心着你刚才说的这件事。尽量想到每一个细节，不要去想其他事情。"

我的天啊！

"这太可怕了！"亚历克斯起身离开时，我睁大眼睛恳求道。他在门口犹豫了片刻，但还是离开了，留下我在这白色的无窗房间里，孤零零地想象着我生命中可能发生的最糟糕的事，想象着每一个可怕的细节。

我现在是在牛津大学伊莱恩·福克斯（Elaine Fox）教授的实验室，参加忧虑的认知基础研究：我已经完成了所有必需的筛选测试，确定了自己的确经常容易担忧——在接下来的两周时间里，这项研究计划会通过一系列改变大脑压力处理方式的训练课程来改善这一状况。

在波士顿取得成功之后，我的下一步就是要改变大脑的忧虑特质。这一领域已经有15年的研究史，有证据证明，你可以通过努力对大脑中的某一部分作出真正的改变。因为过分忧虑不仅不利于保持专注，还严重影响身体健康。

经常担忧的人可能会很喜欢下面的这组统计数据：持续担忧——即使是非常轻微，不足以构成焦虑障碍的担忧——会使因心脏病导致死亡的概率增加29%，死于癌症的概率增加41%。这些数据来自于一项针对8000人的研究，该研究还表明，事实上，人如果经常担忧，死于任何疾病的概率都会增加，因为日常压力越大，风险也就越大 [1]。

这不禁让我想到，如果我的好友乔里恩（Jolyon）在二三十岁的时候不选择堕落的生活方式，那他可能会获得永生，因为他从来都不会担忧。当我还在为本书能否最终成形忧心忡忡的时候，他已经成立了一家公司，推出了两个大热品牌，赚了好几百万英镑。他将公司命名为"乐趣"（Gusto），理由非常充分——他从不半途而废，也从不在乎他人的想法。可以说，甚至那些他本来应该担心的事情，他也毫不在乎：他成立公司时，他的伴侣正怀着他们的第一个孩子，他放弃了自己擅长的高薪、稳定的工作，押上了所有的财产成立新公司。如果创业失败——他曾经乐呵呵地告诉我大多数企业会失败——他们就会身无分文，带着一个新出生的宝宝露宿街头。创业的前几个月可谓"命悬一线"，但他从来都不认为自己会失败。"刚开始时，我一天就损失了三万英镑，"他告诉我，"这反而让我下定决心，必须要把失去的钱再赚回来。"

类似的成功创业者故事你可能已经听了无数遍：他们不会因为可能出问题或已经出问题的事情停滞不前，而是会选择坚定不移，继续前行。这样的生活方式真的令人羡慕。

需要指出的是，焦虑对任何形式的思考都不利，它不仅束缚我们的注意力，还会削弱我们的冲动控制，耗费本可以更好地用在其他方面的大脑处理力。随着时间的推移，焦虑会造成海马体收缩，而海马体是大脑中负责记忆的重要区域。虽然最近有证据表明，焦虑也会带来一些好处，比如让人在面对危机时能更加感性和迅速地做出反应，但总的来说，如果你想充分利用自己的大脑，焦虑并不是一个理想的状态。

包括伊莱恩·福克斯及其牛津团队在内的一些科学家认为，乔里恩这类人和我这类人的区别在于大脑处理周围世界信息的方式有所不同。福克斯在她的《大脑的阴天与晴天》（*Rainy Brain, Sunny Brain*）一书中提出，这一切都归结于大脑中最古老、最强大的两个回路之间的平衡——一个负责寻找危险，另一个则用于发现潜在的回报——以及它们与大脑中相对较新的思考区域的连接程度。大脑朝这二者中某一方的倾斜被称为"认知偏差"，换句话说，认知偏差指的是我们在无意识下所做出的假设。福克斯认为，正是这些认知偏差的方向和强度造就了我们每一个人——或像乔里恩一样坚定自信，勇于承担风险，或像我一样容易杞人忧天。

因此，这又可以归结于我们如何使用有限的注意力资源。与我在波士顿的训练所关注的刻意专注不同，这里说的是在毫秒级别完成的自动关注，将注意力的焦点引向周围环境中看似重要的部分。最重要的是，这一切都发生在我们有意识地注意到任何事物之前，这就意味着，我们的意识对于世界的看法有着根本的偏向，但我们自己却没有意识到。连自己都没有意识到的事情，要如何改变？

负面的认知偏差对你来说可能并不是很好，但在进化过程中，它的存在无疑有着充分的理由：当我们受到长有尖牙的大型猎食者和持有棍棒的人类威胁时，这种认知偏差便会发挥作用，在我们需要快速行动时，它会极大地缩短大脑的处理时间。不过缺点在于，它存在于无意识中，这就意味着我们会有这样的错觉：自己对周围世界的认知——不管是认为周围很安全，还是处处充满危机——都是对客观现实完全而准确的反映。但事实远非如此。也就是说，如果你想改变自己对未来人生的观点——比如，你所不喜欢自己满头白发、形容枯槁、早早踏入坟墓的想法——这是非常困难的。

从乐观的一面来看，神经的可塑性规律并不会因为是否有意识处理这种小事而受到影响，福克斯和其他人也在努力寻找方法，试图将伤脑筋的认知偏差朝着积极的方向引导。这听起来绝对值得一试，尤其是因为有研究表明，要想重新训练认知偏差，让其朝着乐观的人生方向发展，只需要每天玩几分钟电脑游戏即可。

这一研究领域充满争议，并不是所有人都相信它行之有效，但它能与我产生共鸣，部分原因是因为它认为焦虑并不是你的本质，而是一种大脑系统故障。我很认同这种理念，因为老实说，那个容易担心的我并不是真正的我。表面上看，我是一个勇于冒险的人（自由新闻人和不适合柔弱之人），大多数人也认为我十分乐观。有一天在学校门口，一个孩子的妈妈形容我是"超级妈妈"，我甚至没觉得她这是在讽刺。显然，在他人的印象里，一切都在我的掌控之中，但只有我知道，在我平静的外表下有着许多负面情绪：爱抱怨，易焦虑，总是杞人忧天。坦白说，这让我心烦意乱。

在波士顿的时候，我发现我在特质焦虑（也被称作"神经质"，虽然这么说有些刻薄）测试中得分非常高，同时也有研究表明，像我一样在该量表中得分偏高的人往往会有消极的认知偏差，在它的影响下，我们会无意识地随时扫描周围环境中可能存在的威胁，以悲观的心态对事物进行评估，并因此而变得越来越焦虑。的确，在我身上有以上这些现象。其中第一种情况——随时准备应对威胁，我认为合乎情理。19岁时，我父亲在一次车祸中丧生，自那以后的20多年里，我似乎一直在360度全方位地留意着周围潜在的危险，尤其是那种随时可能将至亲之人带走的危险。

也许是因为父亲去世时我还年少，这一残酷的人生教训快速地在我大脑中扎了根。长久以来，人们认为青少年的大脑具有极高的可塑性，毕竟，青春期的少年都是从自己的错误中渐渐学会了独立。研究表明，与成年人相比，青少年的大脑不仅能更生动地储存记忆，对压力非常敏感，从情绪挫折中恢复所需要的时间也相对更长[2]。这就解释了为什么从 19 岁起，不可预测的危险就深深地烙印在我的脑海中，但即使在最忧虑的时刻，我也能意识到自己所感受到的恐慌与实际发生的威胁并不相称。如果我的丈夫出差时没有在飞机预定降落的时间立刻给我发短信，我就开始查看是否有空难相关的新闻，这样有用吗？如果我儿子接近路边，甚至只是朝百叶窗的方向看了一眼，我就马上变得坐立难安，这样对他有好处吗？然后我又开始担心，如果他看到自己的母亲这样急躁地跳来跳去，反而更可能遇到一些悲剧事故——举例来说，假如我为了保护他而急匆匆地跑过去，却不小心把他撞倒在路边，这该怎么办？

我就是这样总毫无根据地就想象着最坏的结果。去牛津大学的前一个月，我给伊莱恩·福克斯发过几封邮件讲述了自己希望改造大脑的原因，并询问她是否愿意参与我的重塑大脑计划。我给她寄去了这本书的简介，以及我之前所写的一篇文章的链接，文章内容与我希望她做的事基本类似，但没有得到任何回音。

合乎逻辑的解释是可能她很忙，没空回复，但我的内心活动是这样的：或者，她认为我是一个怪人，完全没有必要回复，因为我发过去的那本书听起来毫无内容，也没有人愿意去读；又或者，她读过我以前的文章，认为我是最差劲的科学新闻记者；再或者，她非常鄙视我的提议，把我的邮件转发给了她的同事，现在他们正在嘲笑我这个纠缠着她不罢休的愚蠢记者。

那我又是如何面对她的冷漠的呢？我先是存了她的手机号，有两次想要拨通时都临阵退缩了（因为她显然不想跟我交谈）。我还关注了她的推特，生怕错过了什么神经科学的最新文章。除此之外，我还不断地在多种情绪之间无限循环，时而怒气冲天（不回我的信息实在是很无礼），时而愤愤不平地假想着与她谈话，

第 二 章 　 控 制 焦 虑

告诉她我对她的研究有多合适，同时不断练习着让自己平静面对可能遭到的拒绝。说真的，我觉得自己仿佛回到了学校，心情跟打电话约比我高一级的男孩时一模一样（有趣的是，那个男孩的名字也是福克斯）。我最终还是打给了那个男孩，但结果却让我差点心肌梗死——他已经有女朋友了，不过后来我们成了好朋友，几年之后还短暂地交往过一段时间……

你猜怎么着？我终于鼓起勇气打通了伊莱恩·福克斯的电话，她表现得非常亲切，她为自己没有及时回复而向我道歉，并解释说这几周一直在赶项目，现在正准备为实验室搬家，忙得不可开交。她觉得我的计划听起来很不错，也同意大约一周之后跟我详谈。既然结果很顺利，那我为什么之前还会倍感压力呢？几个星期以来，我一直陷在情绪的旋涡中痛苦挣扎，但其实我明明可以做一些有意义的事情，比如动笔写下本书的引言。

我一向都会这样折磨自己，虽然这并没有阻止我追求自己想要的东西，但如果能绕过这些恐惧和自我惩罚，生活就会容易很多。话说回来，因为要联系一个治疗焦虑的人而紧绷神经，这听起来着实可笑。

当然，我的神经质倾向也有可能与所谓的认知偏差无关，因此在等待伊莱恩·福克斯回复的同时，我访问了她的网站[3]，网站上有两个测试，一个用来测试认知偏差，另一个则是关于乐观或悲观倾向的问卷。出于好奇，我让乔里恩也做了这些测试，以下是我们的测试结果：

	悲观倾向 （总分 24 分，分数越高越乐观）	认知偏差 （分数范围为 -100 到 100，0 分代表中立）
我	8	-31
乔里恩	21	51

表 1　乐观 / 悲观分数和认知变差，测试题目来源：www.rainybrainsunnybrain.com

　　心理学家通过一个被称作"点探测任务"（dot-probe task）的计算机谜题来衡量认知偏差，起初屏幕中央会出现一个准星，吸引你的目光，随后会有两张图片闪现 500 毫秒后消失，接着迅速出现一个目标（可能是任何事物——箭头、圆点等，什么都可以）。你要做的，就是根据目标（所谓的"探头"）出现的位置，按下左侧或右侧的按钮。研究表明，具有焦虑性情的人能够更快地发现和生气的面孔出现在同一边的目标（负面偏差）；不仅如此，具有负面偏差的人也更容易焦虑和抑郁。

　　经过简单的背景研究之后，我发现乔里恩跟我一样奇怪。大规模研究的结果表明，乐观 / 悲观测试的平均得分是 15 分（总分 24 分），也就是说普通人稍微偏向乐观。乔里恩和我都与平均分相差 6 分，但方向却截然相反。他异常乐观（因此敢于进行高风险的金融交易），而我几乎是一个完美的悲观主义者。

　　这也很好地解释了我们的无意识认知偏差测试结果为何如此大相径庭。－31 分意味着当目标出现在生气的面孔下方时，我按下按钮的速度要比它出现在高兴的面孔下方时快 31 毫秒；而 51 分则表明乔里恩发现高兴的面孔下方目标的速度比另一边快 51 毫秒。他的大脑会自动寻找生活中美好的事物，这也许正是他总能保持异常乐观情绪的原因。

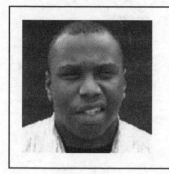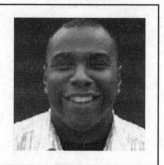

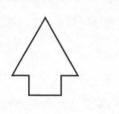

图5　点探测任务第2屏（上方）和第3屏（麦吉尔大学马克·鲍德温）

　　如果说让一切恢复正轨的方法仅仅是是用电脑做一些训练这么简单，那么我与乔里恩的认知为何如此不同也就显得似乎不那么重要了。然而不得不承认，我对此还是充满了好奇。简单分析了一圈我的近亲之后，我怀疑自己的神经质倾向至少有一部分来自遗传。在我父母其中一方的家庭里，如果你没有焦虑、抑郁或产生情绪波动的倾向，那是极不寻常的。在英国，每三个人中就有一个人有情绪问题，而我快速计算之后发现，在我们家里，情绪容易出问题的人数比例大约是英国平均水平的两倍。

伊莱恩说，虽然她很希望能让我参加她的下一个忧虑遗传学研究，但她们至少要再等一年才有可能继续进行基因测试。因此，她提出了备选方案，让我为她的研究联系做分析的实验室。她警告我说价格非常昂贵（至少 500 英镑），但很可能一次就会得到满意的结果。这是我唯一的希望，因为虽然美国的一些医疗保险公司会在特定情况下进行基因测试，但像 23andMe 这样的商业基因检测公司并不会提供此类测试，至少目前不会。它们所提供的主要是针对风险基因的标准测试，包括阿尔茨海默病（老年痴呆）和男性秃顶等。

很幸运，我联系实验室的时候，他们很乐意帮忙，甚至允许我多送几份样本而不收取额外费用。我把测试工具包也发给了乔里恩，我们将在口腔中取得的基因样本一起邮寄到实验室，迫不及待地想知道会返回什么样的结果。接下来的几周里，我不断地往返于乔里恩家和实验室，因为他第一次送去的样本里并没有包含任何 DNA，第二次邮寄的样本又丢在了途中——我甚至开始怀疑他是否真的有能力经营如此成功的企业。终于，我们等到了测试反馈，但结果却与我的期望大相径庭。

忧 虑 基 因 和 战 士 基 因

人们对生活的看法如此复杂，背后肯定有很多其他基因作为决定因素，但我们尤其需要关注的是血清素转运体基因（又称"5- 羟色胺转运体基因"，serotonin transporter gene），因为它影响着我们的无意识学习，这是无意识认知偏差的基础。

血清素转运体基因会制造出一种蛋白质，当信息在神经元间完成传递后，这种蛋白质便会回收传递过程中用到的大脑化学信使，并尽可能多地将其循环再利用。

每个人都有两个这样的基因（又称"等位基因"，alleles），它有两种类型：一短（S型）一长（L型）。令人困惑的是，L型等位基因也有两种（LA型和LG型），而LG型的作用和S型等位基因完全一样。

这非常重要，由于S型和LG型等位基因都含有较少的DNA，产生的转运体蛋白也相对较少，这就会造成更多的血清素残留在神经元之间，而神经元本身所需要的用来传递信息的血清素就会相应减少。

人的血清素转运体基因主要有以下几种：SS型（短）、SLA型（中）、SLG型（短）、LALA型（长）或LGLG型（短），其中最常见的是SL型，而SS型则较为罕见，至少在英国范围内如此[4]。

研究发现，拥有至少一个S型或LG型等位基因的人通常比其他人有着更多的反应杏仁体（主要用于侦测危险）[5]，同时更容易造成消极认知偏差。这些人往往在标准的焦虑测试中得分偏高，也有更高的抑郁风险。其他研究表明，拥有长型等位基因的人则更倾向于有积极的认知偏差。

表面看来，"忧虑基因"的问题似乎已经"盖棺定论"，但事情似乎并没有这么简单。虽然有研究发现短型等位基因与焦虑有关联，但也有研究的结果与之恰恰相反。2003年，阿维沙洛姆·卡斯皮（Avshalom Caspi）和特里·墨菲特（Terrie Moffitt）主导的一项长期研究或许解释了其中的原因。在研究中，他们不仅关注基因，还考虑到每个人都接触过哪些容易产生压力的事件。他们发现，拥有短型等位基因的人的确更容易焦虑或抑郁，但这有一个前提条件，那就是他们必须经历过至少一次能够产生巨大压力的人生大事（例如离婚、遭受虐待、亲人逝世等）。如果没有生活上的压力，他们反而比那些拥有长型等位基因的人更不容易抑郁。因此，同一个基因既可能成为"忧虑基因"（worrier gene），也可能成为"战士基因"（warrior gene），而这主要取决于你的人生经历。

这种现象一个可能的解释是，拥有 S 型等位基因的人具有超强的大脑可塑性，因此他们能以超出常人的速度学会生活给予的教训，并一直保持下去。而这样的缺点就是，如果承受了巨大的压力，你的大脑就会更容易得出这样的结论：生活中充满了种种恐惧，世界到处充满危险。然而，如果有机会，大脑也会很快地学会积极的信息。

果不其然，伊莱恩·福克斯的实验室研究发现，拥有短型等位基因的人不仅能更快地产生消极偏差，也能更快地产生积极偏差。她告诉我："如果发生了不好的事情，你就更容易产生消极偏差，并随着时间的推移逐渐将其巩固。同理，如果拥有同样基因的人开始形成积极的偏差，那么他就更可能发展出积极的心态。"

至此，目前我们可以达成一致的结论是：拥有较短型血清素转运蛋白基因等位基因的人，更容易受到压力的长期影响，但同时更容易学习到生活中乐观积极的一面。基于我所经历过的重大变故（5 岁时父母离婚、19 岁时父亲车祸身亡），加上我大脑的思考方式，我敢打赌自己拥有的是短型等位基因。至于乔里恩，我则不太确定，但我猜测如此强韧的他可能有着长型等位基因。我们开玩笑说，如果我俩都是短型等位基因，这对他父母来说会是天大的好消息，而对我父母则是天大的打击。

基因测试结果表明，他的确拥有 SS 型等位基因——他的大脑天生就能够很好地通过人生经历进行学习。从他所描述的早期经历来看，他真的非常幸运：没有情绪上的巨大波动，没有亲友离去，也没有被欺负和虐待过。这样的基因加上这样的经历，似乎让他能够更加坚强地面对人生起伏，更好地抵抗压力，同时拥有积极乐观的心态。

至于我，则属于同时具有短型等位基因和标准长型等位基因的那 50%。也就是说，我大脑的敏感程度处于中等水平：既不是特别具有可塑性，也不是最为敏感的。

虽然可能是我的负面认知偏差在作祟，但在我看来，这一切给我带来的可能是最糟糕的结果。拥有一个短型等位基因的确意味着我的基因更有可能被生活中的压力转变成负面认知偏差，但与此同时，我的大脑可塑性并非最强，也就是说，想改变现状并不是一件容易的事。

忧 虑 之 路

事到如今，我们应该看看大脑在产生焦虑思绪的时候都发生了什么，从而了解到如果要扭转现状，我会面临什么样的改变。所幸的是，在这一领域里，大家都非常熟悉"回路"的概念——至少任何人都能理解思绪是什么。我曾请教伦敦大学学院著名的神经科学家杰兰特·瑞斯（Geraint Reese），让他解释大脑在产生思绪时都会发生什么，他是一位著名的神经科学家，所以我希望得到比较具体翔实的答案。他最后给出的答案是："思绪是一种精神状态。人们普遍认为，精神状态（大脑中所想之事）与神经状态（大脑中的神经）相关，但二者之间的关系映射并不为人所知。"

即使是顶尖的神经科学家也不清楚大脑的活动如何转变成焦虑或其他形式的意识与思绪，杰兰特·瑞斯实验室网站上的标语很好地证明了这一点，这句标语引用了爱因斯坦的一句话："如果我们知道自己在做什么，那就不能称之为研究了，不是吗？"

但我们知道的是：为了能让我们注意到会引起惧怕的事物，大脑就必须刺激我们的某种感官。大脑不断地将感觉信息传递到丘脑——丘脑位于大脑中间，同时作为交换和接力中心，连接着各种感官、皮层和其他重要区域，比如杏仁核和海马体（负责存储和丢弃记忆）。

如果周围有人和以前被标记为"危险"的事物，大脑就会迅速将信息发送至杏仁核，而杏仁核作为大脑的警报器，会调动你的注意力，同时让身体做出反应（比如心跳加速、手心出汗等），做出"战斗、逃跑或原地不动"的选择。与此同时，大脑还会通知皮层（思维区），让它了解周围的情况，并产生恐惧的感觉。

纽约大学的神经科学家约瑟夫·勒杜克斯（Joseph LeDoux）最先描述了这种基本的大脑回路，此后人们普遍认为，从紧张到惊恐的各种感觉都源于过度活跃的杏仁核。但这一理论似乎并不能解释我为什么长期担忧，至少并没有覆盖我的所有忧虑，其中之一便是我在和儿子一起过马路时感受到的突如其来的紧张感。当我为某件事情感到烦恼时——比如担心自己的工作是否正常进行，又或者担心自己刚才说的话会不会让我显得很奇怪——并没有感到肾上腺素飙升和心跳加速。我所体会到的是一种缓慢的、基于思考后的自我折磨，而不是那种原始的"我必须马上离开这里"的感觉。

第 二 章　　控 制 焦 虑

后来，勒杜克斯花费了大量精力，试图解释恐惧和焦虑之间的微妙区别——参见他最近的新书《焦虑》（Anxious）。他说，这两种情绪虽然密切相关，却不尽相同，二者对应的大脑回路也略有区别。恐惧（主要体现为手心出汗）是面对正在发生的威胁时所做出的身体反应，如果你不在"战斗、逃跑或躲避"中做出选择，可能会因此命丧黄泉。恐惧的情绪往往在慢思考之后出现。而焦虑和担忧则与身体的物理反应或者感知眼前的威胁关系不大，更多的是一种不确定感，不确定坏事是否会发生、何时会发生；如果发生，自己是否准备好面对挑战。

实验表明，即使杏仁核受到损伤，也不会防止这种自虐性焦虑的产生。因为负责处理不确定因素的主要是大脑中的另一个区域——终纹床核（bed nucleus of the stria terminalis，简称"BNST"）[6]，它与杏仁核的关键区别在于信息的来源。杏仁核主要从感官中获得信息，处理外界实际存在的事物；而终纹床核的信息主要来自于记忆和其他类型的认知处理，也就是说，它非常擅长因你头脑中的想法而大惊小怪。

与此同时，终纹床核驱动了警惕程度超高的威胁监控，让你时刻对可能发生严重问题的一切事物保持高度警惕。不过，如果真有坏事发生，它也会让大脑进入一种快速反应的状态。因此，即使我儿子安安稳稳地躺在床上，我也会为他靠近路边而感到担心，这就意味着，如果有事情发生，我会以超级快的速度做出反应。这样的缺点在于，我会花费大量的精力去担心一些可能永远不会发生的事情，而就算有事情发生，杏仁核本身也会让我快速做出反应。

事实上，杏仁核与终纹床核同大脑相连接的区域几乎相同，都连接到前额皮层，而最终决定到底是该焦虑还是冷静的，正是前额皮层。焦虑和冷静的主观感觉取决于杏仁核和终纹床核哪个更加活跃。这二者之间一直都存在电流活动，只不过因为在某些时刻其中一方的活动更为强烈，我们才会感觉到相应的控制感或失控感。

如果我想控制自己焦虑的习惯，要么就减少杏仁核所处理的真正威胁，要么就减少终纹床核所负责的想象中的威胁，然后更好地利用自己的思维，摆脱忧虑深渊——当然，最好的情况是针对两种威胁双管齐下。

更好地控制前额皮层，这听起来似乎有些耳熟。但如果伊莱恩·福克斯的观点正确，那么在此之前还有一个需要解决的问题，这个问题就是让前额皮层超负荷运作的无意识认知偏差是绝对必要的。

认知科学家在这一方面的研究成果为我提供了三种选择，其中之一便是通过认知偏差修正训练，让我的注意力系统学会在环境中寻找积极事物而非消极事物。改变这些认知偏差最常见的方法就是面孔识别训练——屏幕上会闪现各种人的面孔，其中大多数是生气的表情，只有一张脸是开心的表情，而受训者则需要以最快的速度点击开心的面孔（见图6）[7]。

该项任务的设计者、麦吉尔大学鲍德温社会认知实验室的研究人员认为："在游戏中，你会将注意力从紧皱眉头的面孔上移开，转而去寻找微笑的面孔，这有助于形成心理习惯。经过100次甚至更多的练习之后，你会形成一种习惯，不仅仅只停留在忽略负面情绪面孔的视觉范围，在心理范围内同样会开始忽略忧虑等负面思绪。"

第二种选择则是对认知偏差的另一种修正，它主要依赖于位于眉毛上方控制自发冲动的部分，即前额皮层，重点在于改变对事物的负面解读。这种方式主要以声音形式呈现，在对假想中的情景进行描述后，你必须要决定一切是否都会好起来（只有你发自内心地做出肯定回答才会得分）。一次又一次地被迫

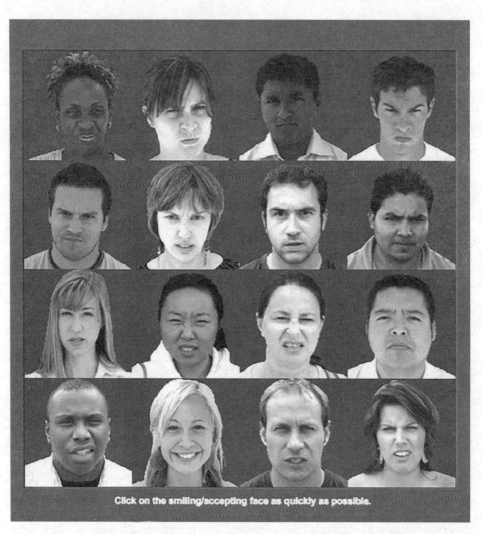

图6　认知偏差训练（麦吉尔大学—马克·鲍德温）

采取积极心态有助于形成心理习惯，并将这一习惯逐渐烙印在大脑回路和血管网络之中。

第三种选择是进行工作记忆训练。撇开工作记忆训练是否有效的争议不谈（该争议目前尚未得出结论），有一些早期研究表明，工作记忆训练也许有助于减轻焦虑，因为改善工作记忆能够让你的心智有更多空间，从而摆脱忧虑。当然，也有可能适得其反，让你有更多的空间来杞人忧天。

除此之外，还可以进行冥想——我目前就在实行冥想计划。坦率来说，我真的希望能够解决我大脑问题的答案不是冥想，因为这是一项需要长时间静坐的活动，我不确定自己能坚持多久。

事实上，我第一次尝试认知脑力训练并不是在伊莱恩·福克斯的牛津研究小组，而是在比利时的根特大学，那里的神经科学家恩斯特·科斯特（Ernst Koster）做着与福克斯类似的研究。在我等待福克斯回复的时候——当然我同时在担心自己没有东西可写，无从下笔——我也联系了科斯特，看他能不能帮忙。

几天后，我们在 Skype 上聊天，他让我的恐惧烟消云散。他告诉我，他可以把他们研究中用到的线上测试发给我，并且很乐意评估我事前和事后的焦虑水平。这听起来非常简单，我甚至都不需要离开自己的沙发。但随后他就对我说了他们正在用眼动追踪技术进行的实验，通过检测甚至连你自己都意识不到的眼部移动，来测量注意力偏差。显然，科斯特和他的团队已经取得了一些有趣的成果，但这些只能在实验室中完成，这就意味着，我要去根特大学一趟了。我对此表示很好奇，而且从来没有去过比利时……

科斯特答应我会看看实验室的时间安排，如果接下来的几周内有空，就会通知我。几天后，我就坐上了"欧洲之星"列车前往比利时——他确实兑现了承诺，及时回复了我，我本以为他会在一个月后为我安排一段悠闲的时间，结果却被告知他们的实验室在两天后就会空出来一段很短的时间。他还告诉我，如果不是时间紧急——并且我自己能前往根特大学——他会很乐意先对我进行全面的测试。

时间有些过于仓促，但这似乎证明了，如果没有了拖延和担忧的时间，我可以很好地处理各项事务——我在非常短的时间里成功预订到了车票和酒店，安排好儿子的托管，请好了狗狗的保姆，同时打包好了行李。到达时已是深夜，于是我迅速做出决定，避免因为要去寻找有趣的事情并记录下来而到处闲逛。可是，万一我预订的酒店周边环境十分喧闹怎么办？它的价格确实很便宜……由于威胁侦测系统在作祟，我放弃了去喝一杯比利时冰啤酒的念头，选择直接上楼睡觉。

第二天一早，科斯特的一位博士生乔纳斯·埃弗拉特（Jonas Everaert）在酒店与我见了面，带我游览了根特大学的后街（后街的这一头看起来并不咋地——也许我昨晚的决定是正确的）。他把我的包放在自行车后座上，跟我聊了各种能够改善大脑的方法与技术，包括冥想。他告诉我，通过对佛教僧侣大脑成像的研究表明，由于经常冥想，他们的杏仁核反应速度已经降到了很低，已经无法适应现代生活——他们无法像我们其他人一样处理不同程度的压力与威胁。显然，我并不希望自己成为那样的极端，但能够让自己有一些禅意并无害处。不过，能从另一个角度深入了解冥想的优点与缺点，也很有意思。因为如今大多数人说起冥想的样子，会让你误以为它是万能的灵药。

乔纳斯把我带到了恩斯特的办公室，那里看起来和我去过的每个科学家的办公室如出一辙：普通的白色房间，地板上、桌子上堆满了各种文件和纸张。乔纳斯去给我们拿咖啡时，恩斯特欢迎了我，并提前为那难喝的咖啡向我表示歉意。我笨拙地解释了要对自己的大脑做些什么，他饶有兴致地听着，似乎也觉得挺有趣。我不禁好奇，这些研究人员是不是认为我在异想天开，只是出于礼貌在敷衍着我，因为他们所要做的可不只是写写研究计划这么简单。他真的认为能够在短短几周内，帮助我将忧心忡忡的大脑转变成积极冷静的大脑吗？我们只有拭目以待了。

几分钟之后，响起了一阵敲门声，随后进来了两位研究小组成员。友善、害羞的艾丝·伯纳·莎莉（Ayse Berna Sari）有着奥黛丽·赫本一般迷人的眼睛，艾米·怀恩豪斯（Amy Winehouse）一样飘逸的秀发；而另一位阿尔瓦罗·桑切斯·洛佩兹（Alvaro Sanchez Lopez）则是科学家典型的形象。他们指出，他们的注意力偏差训练项目对我来说十分困难，因为其中涉及一些具有情绪化的语句，而这些语句全是荷兰语（比利时该地区使用的主要语言）。不过，他们可以让我试试伯纳正在研究的工作记忆训练，看能否改善我在阿尔瓦罗测试中的表现。他们最近的一项研究发现，每周进行五天训练，几周之后就可以改善认知偏差。我已经知道工作记忆训练的原理，也知道关于它是否有效仍存在争议，但尽管如此，我还是觉得不妨一试。

我先是进行已经再熟悉不过的基准测试。他们带我来到一间四面都是白色砖墙的房间，房间里的窗户很高，无法看到外面。为什么心理学家总是喜欢没有装饰、没有窗户的房间？怪不得他们如此擅长在正常人身上发现焦虑。

第一项测试是我之前在网上做的认知偏差测试的升级版。伯纳告诉我，电脑屏幕上会出现许多黑白的人脸照片，这些人里有的可能看起来很生气，有些会很开心，还有的处于中间状态。如果所有的面孔都处于同一状态，那我就什么也不用做；而如果有一个面孔与其他的不一样，我就需要按下空格键。

有这么多张脸同时看着我，说实话这让我有些不舒服。虽然生气的面孔看起来有些吓人，但没有表情的人其实更可怕——我很想知道在他们空洞的眼神背后究竟隐藏着什么想法。在现实生活中我也是如此，我宁愿别人恶狠狠地瞪着我，就好像跟我有深仇大恨似的，也不愿意他们面无表情地盯着我看——至少我要知道自己在面对什么。相比之下，微笑的面孔看起来更加让人舒心，给我一种温暖的感觉，仿佛置身于一群喜欢我的好朋友之中。对我来说，我更愿意看那些开心的脸庞，但与之前所做的网上测试一样，伯纳的结果显示，与在众多笑脸中找出生气的面孔相比，我在生气的面孔中找到笑脸需要更长的时间，大约多出了40毫秒（见图7）。

恩斯特后来告诉我，31到40毫秒听起来虽然不多，但和参加之前实验的人相比，这个数字已经非常高了。在2006年的研究中，高特质焦虑之人的认知偏差时间为10–30毫秒，而低特质焦虑的人只有不到10毫秒[8]。与之前志愿者的研究结果相比，我又一次站在了天平的最末一端，天啊！

他们又对我进行了一系列基准测试，其中有一项特别恐怖，我需要看一些生病的婴儿和孤独老人的照片，并尝试用积极的心态面对这一切，然后为自己所感到的烦乱打分。测试完成后，我出门散步，好让眼睛放松一下，回来时，我发现阿尔瓦罗正在房间里准备我接下来要做的眼动跟踪实验。我成功地说服了他，让我当即就尝试一下眼动仪。我玩得很开心，可惜伯纳出现并阻止了这一进程，他温和地指出，目前我正在接受他们的评估，不应随意行事，应该去休息一下。他说的没错，我接受了他的建议之后，又直接回到了眼动实验室。

我上一次在心理学实验室用眼动仪接受测试是10年前，那时候的眼动仪看

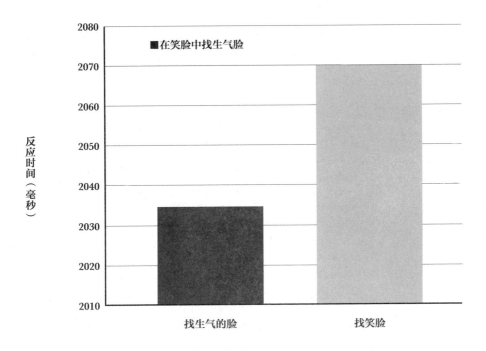

图7　尽管愤怒的面孔让我感到不安，
但我的视线在生气的脸上的停留时间比在笑脸上停留的时间多40毫秒

起来像是库布里克（Kubrick）的电影《发条橙》（*Clockwork Orange*）里的东西——头盔上架着一副巨型眼镜，同时有摄像头直对着你的眼睛。但现在大不相同了，眼动跟踪设备就像是连接在电脑屏幕下方的一个亮闪闪的音箱，它会朝你的眼睛发射红外线。屏幕中还有一个隐藏摄像头在实时获取瞳孔的反射。人的肉眼看不到红外线，所以要想知道机器到底有没有追踪到我的眼球运动，唯一的线索就是通过校准机器——屏幕上会出现两个白点，那就是电脑眼中的我的瞳孔。

那两个白点看起来就像是一个好奇的小机器人在屏幕中看着我，我眨眼，它也跟着眨眼，我歪头，它也歪头，就像养了一个电子宠物——我敢肯定，一定可以在手机上下载到一个具有类似功能的应用。不一会儿，我们三个人都笑了起来，最后阿尔瓦罗回到工作状态，叫我保持不动，好让他完成机器校准。我乖乖地听话，双眼注视着在屏幕上移动的红点，让眼动仪追踪我的眼球。

首先，阿尔瓦罗向我展示了他们的荷兰语训练测试。屏幕上出现了六个词，他们告诉我每次出现的六个词中，只要选出其中五个就可以组成包含情感的一句话。例如，面对"我、一个、人、是、无用的、有用的"这六个词，由于认知偏差的不同，有些人会组成积极的句子（"我是一个有用的人"），而有些人的句子则比较消极（"我是一个无用的人"）。眼动仪可以发现你的眼睛最先看向哪里——因此，即使有人最后得出的是积极的句子，电脑也会知道你先看到的是消极的词语。真精明。为了达到训练的目的，在眼动仪测量眼睛移动偏好的同时，不同的词会有不同的颜色：绿色代表积极的词语，红色代表消极的词语。你的目标就是直接看向积极的词语，同时避免红色的词语。荷兰语里，我只认识两个单词，而且都和骂人有关，所以我显然没法正常完成这项测试。屏幕上闪过几组示例之后，我跟阿尔瓦罗都笑了起来：即使是一门外语，我的眼睛也会像被磁铁吸引了一样，不由自主地先看向消极的词语。这样的结果我早就猜到了。

随后，阿尔瓦罗把我送回另一个房间，让我和伯纳进行工作记忆训练。我需要完成两组训练，每组20分钟，之后再去完成那个恐怖的照片测试——这是目前为止我最不喜欢的测试——看看结果是否有改变。我有些怀疑，仅仅40分钟的训练，恐怕根本不会有什么变化，但伯纳告诉我，他们在实验中见过的大多数人会有所变化，所以一切皆有可能。她还说，认知偏差越消极的人，训练之后的得分提升越显著。

在完成了两组时长为 20 分钟且更为复杂的工作记忆训练之后，我的眼前再次出现了那些痛苦的照片。根据屏幕上随后弹出的"评价"或"重新评价"，我需要在 30 秒内对照片做出最悲惨的解释，继而根据推测给出积极的结果。例如，如果照片上出现的是一个孵化器中的婴儿，我需要先关注婴儿及其父母所承受的痛苦，之后想象宝宝茁壮成长之后充实、快乐的生活。在对每一张照片进行想象之前和之后，我都需要对自己的感受打分，给出从 0（还不错）到 9（非常痛苦）的分数。我觉得这项测试很有难度，每张照片只有几秒钟的时

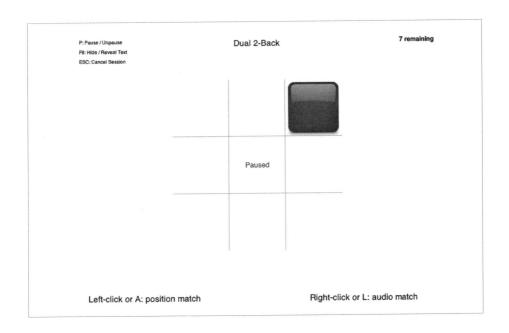

图 8　Dual N-back 工作记忆训练
可以在 http://brainworkshop.sourceforge.net **下载此游戏（保罗·霍斯金森和乔纳森·托米姆）**

第 二 章　　控 制 焦 虑

间来思考，这么短的时间根本不足以产生真情实感。不仅如此，对自己感受的打分也相对单调：在对一张悲伤的照片做出积极预测之后，又有谁不会认为自己的心情得到了好转呢？虽然这看起来很牵强，但我还是很想看看我的得分与训练之前有没有变化。

经过快速的工作记忆训练，我计算不同选项的能力的确有所改变（见图9），我的得分甚至还头一次超过了普通志愿者的平均水平。

改善工作记忆背后的理念是，让大脑学会权衡对同一种情况的不同解释，并做出评判：事情真的是很糟糕，还是只是自己反应过度？

我不能完全确认自己在测试中结果的变化是否代表我的思维过程也发生了变化，但至少就我的分数来说（在科学研究中，通常并不会把一个人的分数与平均分相比，而是会针对大规模人群来计算平均水平），这项训练看起来的确短暂提高了我积极思考的能力。但是，我每天都要进行这么无聊的训练吗？也许我很快就知道答案了，因为我已经承诺要持续三周进行他们的工作记忆训练，一来是想看看这是否对我的焦虑情绪有帮助，二来则是想测试一下大家所鼓吹的大脑训练是否真实可靠，是不是真的能让自己变得更聪明。

然而，离开根特大学回到家中才没几天，我就停止了训练——伊莱恩发邮件问我是否愿意去她的实验室参加训练研究。伊莱恩的研究之后将会在《科学》杂志上发表，我不想因为自己同时做两套训练而搞砸她的实验，所以我决定在去牛津参加研究的同时，将根特大学的训练暂时搁置。

在约定抵达伊莱恩实验室日期的前一天，我收到了亚历克斯·坦普尔·麦库恩发来的邮件。他在邮件中告诉了我具体的时间与地点，并在结尾处礼貌地要求我"务必准时到达"。到目前为止，我已经跟不少认知心理学家打过交道，看到这句话时，

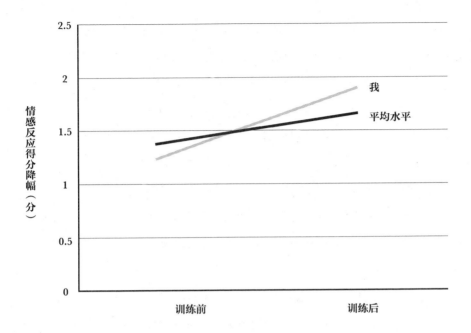

图9　起初，对于意义不明确的照片，我积极思考的能力低于平均水平，
但经过短短40分钟的工作记忆训练后，我的表现大幅提升。
图中的平均值基于该团队之前的研究

我不禁开始怀疑这是他们出于实验目的让我产生焦虑情绪而使用的小花招。

　　他们大可不必多此一举，因为在我出发去牛津的时候，正好碰上铁路工人罢工，我原计划乘坐的车次被取消了。在原计划到达牛津大学的前一晚，我的焦虑指数已经开始飙升，匆忙跟朋友约好第二天上学之前就把儿子送到他家，好让我能赶上早上的火车。那天晚上，我梦见我的车不见了，因而没法开车去车站。为了能按时到达，我只好一路飞奔过去，到了却发现火车早已离去，车站空无一人。

最终一切还算顺利（虽然出租车司机把我带到了错误的地方，在凯尔布街他就高兴地对我说"到了"，而我明明跟他说的是南公园路，结果害得我又步行了整整 10 分钟），我准时到达实验室，亚历克斯微笑着在门口迎接我。

我需要先填写几个问卷，好让他们了解我今天的心境（状态）以及普遍的心境状态（特质）。我已经做过很多类似的问卷，所以也没了最开始的那股新鲜劲儿。之后所做的应该是关于工作记忆的测试，屏幕上会出现许多不同颜色、不同形状的符号，而我需要在不到一秒的时间里记住它们。我接连做了好几个测试（中间虽然有短暂的休息，但我不知道自己应该看向哪里，也不知道还有其他什么事情可以做——我身处一个白色的混凝土房间，感觉并不适合与别人礼貌地闲聊）。

随后，亚历克斯让我和他交换椅子，好进行接下来的活动——听起来很像正念冥想。我需要专注于自己的呼吸，坚持 5 分钟，如果开始走神，就要尽力让注意力回到呼吸本身。与此同时，电脑会时不时地发出"哔"声，我在听到声音后必须告诉亚历克斯自己是专注于呼吸，还是在想其他的事，如果在想别的事，还需要告诉他这事是积极的、消极的还是中性的，同时还要用几个词对其进行描述。整个过程出奇的尴尬，我先后想到了"这个房间看起来很冷""希望我不会睡着""我觉得我很快就要头疼发作了""希望自己不要毁掉他们的实验""怎么这么长时间还不结束"等，全都是消极的想法。还有些想法比如"他有没有注意到我剃腿毛的时候落下了膝盖这一块？"我甚至都没敢承认，只是默默地留在了心中。

接下来进行的是"5 分钟忧虑"练习，这跟我预期的一样糟糕：我需要想象自己看到家门外一辆汽车撞上了我的儿子，看到他倒在血泊之中，我放声尖叫；我能想象到他在医院昏迷不醒，还能想到各种可能的悲惨后果——死亡、瘫痪、脑损伤。当研究人员再次进入房间的时候，我已经达到了他们所想要的状态——筋疲力尽，紧张不已，痛苦万分。

现在，我们需要再做一次呼吸练习。这一次我的想法从一开始就变得更加消极："我想睡觉""我能看到刚才五分钟里所想象的恐怖景象""我受够了"。但渐渐地，我的心情恢复到了基准线，我最后的想法是："我比刚开始时感觉放松多了。"

这一系列测试和训练完成之后，我感觉自己就像一块被拧干的抹布，当听到他们给我讲接下来要做的事情并让我回去的时候，我感到很开心。他们告诉我，接下来我需要每天进行约一个小时的训练，连续十天，周末也不例外。他们会在网上追踪我的进展，因此我要是偷懒他们也会发现。我心想："好吧，随你怎么说，赶紧让我离开这里就好了。"亚历克斯带我去和伊莱恩简单交谈了几句，然后与我道别，他看起来仍然很担心我的心智状态。

第 二 章 控 制 焦 虑

牛津大学研究小记：被积极思考洗脑的小白鼠

等回到家中开始训练时，我很快就发现，他们把我安排到了工作记忆研究的条件控制组。虽然这让我很不开心，但随机实验都是这样进行的：每个实验对象都会被随机分派到一个小组中，不管你是学生志愿者，还是想要试试效果的好奇记者。我本来不应该知道自己被分在哪一组，但根据我在根特大学的经验，这种训练应该是随着你的进步而变得越来越难，但我所做的训练一直保持在超级简单的状态，即使自己得了满分也无法开心。

我很确定自己处于该研究中解释偏向（interpretive bias）方面的活跃（训练）条件组，训练内容基本上就是一段 20 分钟的音频，一位有着荷兰口音的女士温柔地读一些小故事，都是一些你既可以消极面对，也可以积极面对的情形。这些情形通常是同一个套路："事情发生了，你被吓坏了，但最后你觉得没什么大不了，一切都很好，是吗？"显然，正确答案是"是的"。如果回答正确，我会看到屏幕变绿，听到清脆的一声"叮"；而如果回答错误，则会看到屏幕变红，同时听到沉闷的蜂鸣声。这看起来好像是在催眠，我好像是在被洗脑，必须要看到事情更积极的一面。

更奇怪的是，当现实生活中的压力来袭时，我会开始用平静的荷兰口音自言自语：好的，还有 10 分钟就必须去学校了，我还没有洗澡，但儿子已经吃饱了早饭，穿好了校服，书包已收拾好放在了门口，吃完早饭后我也打扫了厨房，应该有足够的时间去冲个澡、穿好衣服、刷好牙然后出发。要是在以前，这 10

分钟的时间我一般会在家中到处乱窜，大喊大叫，还有可能被家里的狗绊倒。但今天……"一切都很好，是吗？必须的！"

然而这种禅意之境没过多久就渐渐消退了。研究结束以后，每当我开始担忧之时，就会尝试着唤起那位荷兰女子平静的声音，但随着时间的推移，这声音听起来越来越勉强。更糟的是，亚历克斯并不愿意告诉我，经过两周的洗脑之后，我在"5 分钟忧虑"中能否更好地保持冷静，因为他们要等收集到所有人的数据之后，一起进行分析——这也是参加真正研究所带来的另一个恼人之处。虽然表面看来，我积极思考的能力确实有所提升，但效果只持续了一个星期，因此，即使他们的实验有了不错的结果，也仍然不是我所希望的解决方案。再说，如果每天要进行 20 分钟的无聊洗脑才能产生效果，我认为这并不是一个可以长期执行的策略。

因此，现在我重新开始了根特大学的工作记忆训练，外加一个网上的点击笑脸训练——既可以训练认知偏差，也可以增加心智工作空间。我像个虔诚的教徒一样每天认真练习，节假日也不懈怠。坚持六个星期之后，我再次进行了认知偏差和乐观测试。

结果……的确有所不同。

	悲观倾向 （总分 24 分，分数越高越乐观）	认知偏差 （0 分代表中立）
我（训练前）	8	-31
我（完成六周训练后）	12	35
乔里恩	21	51
我（完成十五周训练后）	12	79
我（完成七个月训练后）	13	93

表 2　相较于乐观的乔里恩，训练前的我有着坚定不移的负面认知偏差；经过训练之后，我的认知偏差逐渐向他靠拢，并最终将他赶超。不过，在乐观与悲观倾向方面，我的分数没有太大的变化

我把结果通过邮件发给伊莱恩，她指出，很难根据一个样本的表现做出评估，不过她的确说了以下这段话："显然，你的认知偏差已经从消极转变为积极，也就是说，过去你的注意力经常自发地被负面的事物吸引，而现在则更倾向于关注积极正面的形象，更像你那位乐观的朋友。这很好，和预期的一样。"

我又坚持训练了几个月，进步更加显著——远远超过了乔里恩，几乎接近100%。但有趣的是，我的悲观倾向得分仍然顽固地保持不变，我虽然可能不再像以前那么杞人忧天，但内心并不期望一切会按照自己的方式进行。

另一个衡量改变的方法就是重做一次我在根特大学恩斯特·科斯特的实验室最初做的标准焦虑量表测试（STAI-T）。同样，测试结果显示我似乎发生了一些变化。最初我的特质焦虑量表得分是60（满分80），训练之后得分是49。科斯特在邮件中写道："分数确实有所下降。"在我的想象中，他说这句话时的语气好像这并没有什么大不了。事实上，这样的变化可能相当了不起。根据对大量人群的研究，分数低于48意味着完全没有任何焦虑，而对于焦虑症患者来说，60分已经是相当高的分数了。对我而言，这既是好消息，也是坏消息。最开始，我以为自己只是一个稍微有些忧虑的人，但后来发现其实我的问题非常严重——不过从好的一面来看，我已经咸鱼大翻身，分数看起来也比较正常[9]。这也算得上是一种成功吧。

我的分数在朝着正确的方向不断改善，这一点很让人安心。但是，我反而越来越难以判断这是否改变了我在现实生活中的思考方式，而这正是问题的症结所在——如果你没有感觉到任何变化，那么认知偏差和焦虑量表分数再怎么变也无济于事。我不可能去问其他人——甚至我的丈夫——我是不是看起来比以前更加沉着冷静，因为我的很多担忧发生在我的大脑里，是我自己的私事——不过我的确问过他，他说他没注意到有什么变化。最终，你是否觉得生活变得更加轻松，这样的主观感受才是有没有得到改善的实在证据。

问题在于，认知偏差处于感知不到的范围，你无法意识到意识之外的事物。也就是说，就算有所改变，我自己也可能意识不到，而如果我觉得自己改变了，也可能是我想象出来的。话虽如此，但我觉得自己在跟不太熟的人交谈时，的确不像以前那样难为情了，我也似乎越来越善于发现友善的面孔，渐渐学会了忽略那些可能被认为是"反对"和"不满"的各种迹象。这样一来，我便没有更多的空间去纠结别人的表情是不是在表达"天啊，她真讨厌"，甚至不会去在乎他们看我的时候到底有没有表情。

在训练中，我花了很多时间看着各种微笑和生气的面孔，也更深刻地体会到微笑（或暴躁的表情）会给他人带来怎样的感受。我发现自己越来越多地以微笑示人，向他们问好，他们也会更多地以微笑作为回应——这种感觉好极了。我不禁想，也许我可以持续进行点击笑脸的训练，看看会不会有什么长期的变化。这项训练一次只需5分钟，而我会选择一边等壶里的水烧开，一边进行练习。

然而，自从开始训练以来，我发现自己的梦变得越来越让人不安，比如要考试了我却忘记复习，或者牙齿松动快要脱落了，又或者我在大庭广众之下被扒了裤子，所有人都指着我捧腹大笑。我不禁怀疑，我心中那些被有意识地排斥的焦虑，是不是都跑到梦中躲了起来。就像电影《暖暖内含光》（*Eternal Sunshine of the Spotless Mind*）里演的一样，为了防止自己被删除，你的记忆会主动躲藏起来，而现在看来，我的大脑似乎也不愿意放弃过去的运作模式。

不过有一件事我很确定，现在再看我在整个训练过程中写下的日记，感受已经和当时完全不同了。

第1天、第2天（2015年7月）

第 二 章　　控 制 焦 虑

我觉得这些训练令人不安，好像还会对我造成伤害。我看到的负面情绪面孔要远远多于正面情绪面孔，这让我感到很不舒服。我需要花很长时间才能找到笑脸，而看到的愤怒面孔越多，我就越觉得紧张不安。每次找到笑脸，我都十分欣慰，就像是在暴风雨中看到了避风的港湾。

而现在，我的感受则和我第63天（2015年9月）记录的内容差不多：

……训练第一周时，我觉得愤怒的面孔很让人不安，但现在我的感受完全不同，我觉得这项训练就是"咔咔咔"地点击，用不了5分钟就完事。我觉得自己真的可以长期坚持……

至于工作记忆训练，我倒是不太相信它的成效。经过几周训练之后，我的表现就开始停滞不前，这样的瓶颈期让我很难有坚持下去的动力。我又坚持了一段时间，但不会每次都做足20分钟，也不是每天都做。又过了几个月，我完全放弃了这项训练，因为没有足够的证据能证明它值得我投入大量时间。

家外面的那条路还是会让我心惊胆战，但我已经有了避免的方法：现在我们去上学时，会选择一条更长但更安静的路线——不再步行走狭窄的小路，而是选择骑车沿着宽阔的人行道前进。我不知道为什么之前没有想到这个方法，也许是因为我一直在练习用平静来代替恐慌，从而使得我的大脑不只专注于担忧车来车往的道路，同时能想出解决方案。

事实证明，有些事情仍然难以改变，那就是我面对压力时荒谬的反应。在牛津大学的研究将近过半时，趁着工作人员在安装下一阶段要用到的大脑扫描仪时，我找了一些研究人员，希望他们能让我尝试一下他们的实验，结果却屡屡碰壁。

很多不同的研究人员对我说，实验花费很昂贵，他们也没有时间找学生来分析我的结果，我的条件不符合他们正在进行的任何一项研究。尽管我知道大脑扫描并不会得出全部信息，测量大脑变化也许还有更可靠的方法，但在等待结果期间，我还是和之前等待伊莱恩·福克斯回复信息时一样，表现出同样的万分焦虑（虽然这一次只持续了几天，但这几天里我几乎什么都做不了）。不得不承认，这样的状态让我感到失望，因为我本以为自己已经可以摆脱这种情绪了。

这再一次印证了一点：你如果想要有机会改变大脑，就必须拥有合适的技能。而我发现，焦虑特质其实没有想象中那么简单。社交焦虑和表现焦虑是完全不同的两件事，其中之一得到了改善，并不代表另一个也会随之改善。

经过这一切之后，我学会了，要想战胜焦虑，关键在于控制自己的注意力。但不幸的是，通常注意力并不会受到我们有意识的控制，因此，如果依靠心理自助读本里的方法，比如"把自己想得更好，你就会变得更好"，完全不会有任何效果。你如果有负面的认知偏差，那么你的面前就永远只能困难重重：抑郁之人无法想象自己摆脱困境的样子，因为他们的大脑只能想到困境。

想要摆脱负面偏差的魔爪绝非易事，不光是我，就连伊莱恩·福克斯都无法确信地说认知偏差矫正就是一切的答案。我只能说，对我而言，它似乎有所帮助，但需要强调的是，你需要有合适的技能。训练自己寻找笑脸，在现实世界中就会看到变化。在开始进行这一切咨询和训练之前，我曾经想过，是不是改善了某一个神经官能，就能让所有的问题迎刃而解？答案显然是否定的。

然而，我的正念课程正在顺利进行，理论上我应该已经拥有更多可以应对焦虑的方法。我发现，正念不仅仅影响你的心灵，同时会影响身体，而这可能是更好地获得控制的关键。

第 二 章　　控 制 焦 虑

冥想日记 2

在《五十度灰》（*Fifty Shades of Grey*）中，安娜斯塔西娅（Anastasia）在紧张的时候会紧咬下唇，她自己并没有意识到这一行为，但却因此让性感的亿万富翁克里斯蒂安·格雷（Christian Grey）神魂颠倒。借由冥想的力量，我发现自己也会做出类似的事情，只不过我看起来更像是《芝麻街》中的青蛙科米特（Kermit the Frog）：

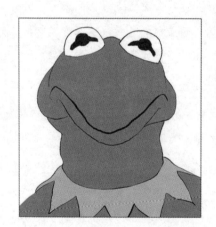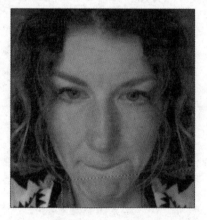

图 10　是我焦虑的面庞，还是青蛙科米特？

奇怪的是，我之前并没有注意到自己有这种习惯，直到有一次，冥想老师吉尔在课上教我们学会注意到自己身体的变化。那次她给我们留了作业，让我们回想美好的经历和不愉快的经历，并找出这两种不同的感觉分别体现在身体的哪个部位上。我注意到，当我与心爱之人温馨相聚之时，会感觉腹部有一股暖流——这很有爱，但我并不感到意外。更有趣的是，我发现自己只要一想到悲伤的事情，身体各个部位就会感到肌肉抽动，其中最常见的表现就是像青蛙科米特一样的哭丧脸。除此之外，我还会紧皱眉头，嘬起嘴，看起来就像是一个难看的老太太。

吉尔说，你能注意到自己的身体变化，就能够打开一个通道，将大脑的想法和身体的感受相连接，这一点非常重要，因为只有这时，我们才能够开始研究其背后的运作方式。她说："关键就在于你能够注意到发生了什么变化。"

我越是关注身体的肌肉抽动，就越能够意识到我所感受到的一切都源于内心的活动。在打扫房间时，思考接下来要写的内容时，做饭时，列待办事项时，我都会紧咬嘴唇，而在上述情境下，我内心的主要想法是："我希望把这件事做好。""如果搞砸了怎么办？""我是不是很没用？"这真有趣。

更妙的是，一旦我能注意到自己不经意的动作，就可以有意识地让自己不去咬嘴唇，并把注意力集中在让我担心的事情上。这样一来，我会意识到以下两种情况：把盘子放进洗碗机这种小事根本不需要我做出像青蛙科米特一样悲伤的表情；又或者，我之所以感到有压力，是因为我想把事情做好，而这其实是一件好事。不管哪种情况，都有助于让我减轻压力并得到休息，这真的非常棒。

我喜欢正念冥想，还因为它不会强求你要费尽心思把一件事做"对"。我所见过的每一本自助心理读物都包括这样的内容："你之所以有这样的感觉，是因为你做错了。这样做，你就会感觉更好。"正念冥想会让你注意到一些不好的习惯，但不会强加给你其他的想法。经过正念训练之后，你的想法将不再是"我倍感压力，我为什么如此紧张？我不应该紧张"之类，而更多的是"我压力很大，我注意到了，仅此而已"。

　　我想，我开始意识到了这一方法的真正益处——它能触及那些隐藏在我思维之下的神经官能，而认知偏差修正根本做不到这些。

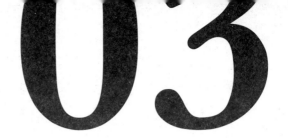

第三章

挥洒创意

我们没有一个万能的答案能解决所有问题，不管怎样，人类都是一种非常复杂的生物。

——利拉·克里斯科（Lila Chrysikou）

利拉·克里斯科（Lila Chrysikou）将我头上的两个电极连接到电池上，慢慢打开电源，随后，我的注意力擅自起身离开了这栋大楼。

感觉非常怪异，但等她再次关掉开关后，我又回到了机敏、警觉的状态。这里是位于美国堪萨斯州劳伦斯市的堪萨斯大学，利拉·克里斯科的实验室。到达这里之后，我好好地睡了一觉，喝了两杯茶，已经迫不及待准备迎接一整天的实验。我跟她聊着自己此次到堪萨斯州的长途旅行，还说到很多其他的事情，比如当了父母之后虽然睡眠减少了不少，但充满了乐趣。可就在电流经过我大脑的同时，我就立刻毫无控制地神游外太空了。这感觉可不怎么样，就像我这么多年来一直在对抗但直到最近才稍微能控制住的"走神"状态。

我之前就预想过这种情况可能会发生。我目前读到的资料都表明，进行创造性思考所用到的大脑回路与保持注意力所用到的几乎相同，只在大脑活动之间的平衡上稍有不同。保持专注需要用到大脑前部，以便让思考过程更为直接、单一；而创造性思考则需要注意力不那么集中，它更像是一种思绪纷飞的状态。

为了帮助我进入这一特定状态，利拉把一个电极接在了我的前额皮层，让电流干扰其正常运作，并在接下来的 20 分钟里使我的思绪摆脱枷锁，自由放飞。在过去几个月里，我花了很大功夫训练自己的前额皮层，让它能更好地控制我的思绪，现在却又反其道而行之，这看起来确实不可理喻，但我自有我的理由。我越来越觉得自己真正需要的并不是挑选出某一条特定的大脑回路，然后只针对它进行训练——说实话，这听起来有点"过时"了。我真正的目标是对各种可能的精神状态都收放自如，需要集中精力时，我便全神贯注；需要挥洒创意时，也能天马行空。我希望通过刺激大脑，使其熟悉各种状态，从而让我能够更好地控制自己，而不是动不动就走神。

如果真能做到的话，这还是蛮令人兴奋的，何乐而不为呢？在麦克和乔的帮助下，我花了一个星期了解了长时间保持专注所需要的"状态"是什么样的感觉，这让我受益匪浅。从那以后，在需要时，我便能很容易地进入状态。这并不是因为那些训练"改变了我的大脑"，其实在大脑扫描图像上看不出任何变化，而是因为我知道了自己专注工作时是什么样的感觉——放松却投入，似乎所有的事情都比较轻松，却又稍微有些挑战，一切都恰到好处。更重要的是，我意识到了非专注状态下的感受，并且学会了让自己重回专注的新方法（比如长时间的散步，进行冥想，以及在厨房里大声放着音乐并随之歌唱）。

如果我能控制自己，学会在不同状态之间随意转换，那么我每天的时间安排可能是这样的：先随意地挥洒创意，然后出门散个步，让大脑重置；下午专注工作，把自己的想法落实，形成实际的产出。对一名记者来说，这种精神上的控制是非常有用的技能——不过老实说，我想不到这样的控制技能会不适合哪一份工作。而且，我给儿子做的化装舞会戏服也会华丽无比。

对于创造力来说，前额皮层就像是某种过滤器或看门人，我们必须恰到好处地对其进行训练，如果过分抑制，将导致我们无法正常进行日常所需的活动。前额皮层有一个重要的功能就是从所有可能的行动路线中筛选出最合适的方案。正因如此，《用科学打开脑中的顿悟密码》（*Eureka Factor: aha moments, creative insight, and the brain*）一书的作者、神经科学家约翰·库尼奥斯（John Kounios）和马克·比曼（Mark Beeman）将前额皮层称为"思维的框架"，并认为它对于止常生活至关重要。举例来说，假如你需要记下一个电话号码，面前的桌子上放着一支笔和一支口红，你几乎根本不需要费心思考用哪个更合适，这就是前额皮层在发挥作用。但如果没有了前额皮层，我们就必须对所有的事情都仔细思考，就像第一次碰到这件事一样，这样一来我们便会筋疲力尽，无法做好任何事。因此，库尼奥斯和比曼指出，前额皮层非常有用，除非你真的想跳出思维定式。

更少的前额皮层控制能激发创造力，如果你想寻找此类现象的例子，也不必大费周章，看看周围的小孩子就行。前额网络是大脑发育最晚的部分，这也许就解释了孩子们为什么生来便创意无穷。一个 5 岁的孩子可以把纸箱想象成是机器人、汽车、火箭、轮船甚至所有这些的结合体，而这些想象很可能就发生在同一次玩耍过程中。然而，一个成年人看到同样的纸箱，可能只会觉得那是"一个空容器，放在那里有碍于房间的整洁"。

我儿子（今年 6 岁）也很擅长胡思乱想，但这无疑是很有创造力的。比如，有一次他问我："妈妈，你知道人也会被冻住吗？如果冻住了，他们就不能正常地玩滑梯了，必须用雪橇在一块冰上滑。但如果碰上颠簸，他们就会飞得很高很高，可要是他们撞到了冰块的一角，屁股就会很疼很疼……"而一个前额皮层健全的成年人可能在想到"人会不会被冻住"的时候就及时停止了接下来一系列疯狂的想法。

有一种设想认为这是一个循序渐进的过程：在孩子小的时候，一切都需要学习，大脑的首要任务就是迎接一切可能性，而不管那些想法多么随机，多么没有意义。与此同时，他们也在忙着学习语言，需要学会把毫不相关的词语和实际意义联系起来，因此注意力范围越广越好。然而，成年人需要快速高效地理解信息，因为他们肩负重任，必须做出一些可能是生死攸关的重大决定。这么看来，我们真是可怜，不仅年龄大，还背负着重担，十分无趣。

尽管如此，有些人还是能够做到两全其美。我曾经在一个儿童广播节目中采访过获得奥斯卡导演奖，《超级无敌掌门狗》（*Wallace and Gromit*）的导演兼制

第 三 章 　 挥 洒 创 意

作人尼克·帕克（Nick Park），他讲述了自己创造影片中那些稀奇古怪发明的过程，我非常震惊，因为他创造性思考的方式跟小孩子一模一样。像他这样成年之后仍然保留这种思考能力的人，可能前额皮层的活动也相对较少，又或者是因为他们能够更好地控制自己进入"创意模式"。我猜应该是后者，因为很显然，尼克·帕克有着足够的前额皮层控制能力，他把自己疯狂的想法放进电影，同时经营着一家非常成功的制作公司。

因此，我的目标很明确：更好地控制自己在"创意模式"和"成人模式"之间切换。但我不知道要如何建立起这样的控制方式，既可以进入像孩子一样天马行空的开放式思维，又可以回到理智状态，判断出哪些想法有用，哪些想法纯属胡扯。

美中不足的是，到目前为止，研究似乎并没有太多关注创造力，还有很多人仍然没有就创造性思考过程的本质及其在大脑中如何出现等问题达成一致。主要分歧在于，创意究竟是有意识的思考，还是更加神秘的无意识活动，只有在完全产生之后才会显现出来。

在去往堪萨斯州的路上，我顺道拜访了费城德雷克塞尔大学的约翰·库尼奥斯（John Kounios），听听他对这一问题的意见。他告诉我，虽然我们可以运用逻辑有意识地解决问题，但在他看来，这并不属于创意的范畴——创意总是无意识的，是一种突然凭空出现的灵感和顿悟。当然，创意还是有源头的，想要把旧的信息以全新的方式连接起来，就必须先在大脑记忆中的某个部位储存这些信息。幸运的话，当你忙着思考其他事情时，这些遥远的信息会出乎意料地联系起来，爆发出灵感的顿悟时刻。

库尼奥斯告诉我，这些无意识的思考的问题在于，你无法决定它们是否会出现。"你不可能通过有意识的策略来影响无意识的活动，这起不到多大作用。"这让我想到了自己为重塑无意识的认知偏见所做的大量训练，看来他说的没错。在具有挑战性的社交场合，人们可能不会严厉地批判我，并不会改变我的感受。只有通过无意识的策略改变我的无意识偏差，才有可能让我朝着更好的方向发展。无意识的活动会造成可以意识到的变化。

不幸的是，对于创造力而言，并没有类似"点击笑脸"的训练来唤醒我心底沉睡的创意天才。不过，库尼奥斯建议我可以创造一个更容易出现顿悟时刻的环境。我决定等回到英国之后就试一试他的办法。

利拉·克里斯科对于创造力的看法则有所不同。她更倾向于接受这样的可能性：创意既可以是无意识思索之后爆发的顿悟，也可以是对某一问题有意识地集中思考之后的产物。她对我说："并没有证据表明在创意方面谁更优秀。"如果她的观点正确，那么对很多希望能够提升自己创造力的人来说，这将是一个非常好的消息，因为在适当的指导之下，有意识、有目的的思考是可以改变的。

最近的一项研究中，马萨诸塞州大学阿姆赫斯特分校的汤姆·麦卡弗里（Tom McCaffery）发现，人们用 20 分钟时间思考一些自己熟悉的物体，并列出所有的组成部分（例如，"蜡烛由灯芯和蜡柱组成，灯芯是一根细长的绳子，由交织的纤维束构成，而蜡柱则是由一种脂质物构成的柱体……"）之后，会在创造力测试中得到更高的分数[1]。这样做的目的是训练人们不仅要想到一个物体的明显特征（比如"一支笔的作用是在纸上留下记号"），同样要想到其他方面（"它很长、很细、很硬"），从而帮助他们用新的方式看待普通的事物。如果有人以这种方式去看待一支笔，那么如果他们之后需要用到细长的物体（比如，搅拌颜料），就很可能考虑去用这支笔。学会不局限于只从明显的特征来看待事物，这样的习惯也会延伸至生活和工作的方方面面。

如果你有足够的时间和精力来把问题细分的话，这听起来似乎是一个可行的方法。库尼奥斯坚持认为，如果某个技能可以被他人教授，那么就不能称为创造力。但实际上，我并不同意他的观点——衡量创造力的标准当然应该是它带来的结果，而非其产生的过程。从科学上来说，我无法决定到底孰对孰错。正如库尼奥斯所说，双方阵营的争论必将继续，"互相喊话，并分别拿出实验结果争论不休"，直到有足够的证据揭示真相。而我所关心的是找到在生活中能想到好点子的办法，因此我打算把两种方法都尝试一遍：面对问题努力思考的同时，去试着改变周围的环境，从而让自己更容易产生无意识的顿悟时刻。

至于要如何测试我的创造力，我打算走出新闻记者的舒适区，尝试着写小说。大约七年前，我有一些关于儿童读物的想法，这些想法在我看来没什么问题，但由于我完全不了解该如何写小说，这些想法也就被搁置了。事到如今，再次尝试着写这些小说也许正好能衡量我的创造力，而且，也许我就成了下一个 J. K. 罗琳（J. K. Rowling）呢。

我现在在堪萨斯州，尝试脑部电流刺激（经颅直流电刺激，tDCS），如果这项技术实验成功后安全进入千家万户，就会变得非常便捷。事实上，网络上的某个社区里的确聚集着一些用湿海绵和电池自制电流刺激设备的人，所以，理论上我也可以自己做一个类似的装置。不过，短期内我还是不建议大家在家中尝试。神经科学家米卡·艾伦（Micah Allen）在推特上所说的话最能表达我的想法："我所认识的神经科学家都认为，在实验室之外尝试着将自己的头与电池相连，这是非常可怕的想法。"你怎么知道电流会通往哪里？你怎么知道自己电击的不是错误的地方，不会导致癫痫发作？如果电击时间过长，把自己的大脑烤糊了怎么办？

不管我做过多少减轻焦虑的训练，只要一想到要把电池连接到我的头上，我就会感到不安，今天也不例外，尽管我是在堪萨斯大学利拉·克里斯科的实验室里，尽管我知道她心中完全有分寸。

堪萨斯州劳伦斯市是一个很有趣的地方，从某一方面来看，它看起来并不像是有大学的地方——它是一个典型的美国小城镇，有一条又长又宽的主干道，周围都是隔板搭起来的房屋，门廊上摆着各种各样的摇椅。我在这里住的就是这样的房子，房主是一位名叫凯伦（Karen）的中西部女士。她早上提供的早餐是烤肉桂面包和格兰诺拉麦片，吃完早餐之后她便给我讲起了她的子女和孙子孙女的故事。她家里的小孩子都有着典型的美国名字，比如布伦特（Brent）和杰克逊（Jackson）。她就是那种不听别人废话的奶奶，所以也没有人想过要说谎话骗她。她真的非常棒，我可以跟她聊上一整天。

从凯伦家出发，走大约 10 分钟，就到了堪萨斯大学，它位于当地唯一一座小山的山顶上。当你知道劳伦斯市总共有 2.7 万名学生时，也许就更能理解这座小镇的布局，尤其是主干道周围为什么有那么多酒吧、餐馆和古老的服饰店。虽然很想去街上探索一番，但我已经约好了跟利拉见面，地点又是一间没有窗户的小屋——上午我要在里面接受测试和电流刺激。

幸运的是，和我碰到的许多科学家一样，利拉非常好相处，她为进行了整整一个小时的测试表示抱歉。心理学研究人员的测试对象通常都是学生，而那些学生往往只是为了拿到课程学分需要做些研究而已，他们对研究本身并无太大兴趣，在测试时要么疲惫不堪，要么宿醉未醒。因此，研究人员都不太习惯面对我这样充满热情、想在两三天内完成所有实验的访客。虽然我真的非常享受测试的过程，但他们似乎都不太相信。

第 三 章　　挥 洒 创 意

我今天要做的主要测试叫作"不寻常用法任务"（Uncommon Uses Task），主要用来衡量创造力。和许多心理学测试一样，这项测试的形式也是在电脑屏幕上展示萨克斯、滑雪板、独轮车、鞋子等各种各样物体的照片。而我需要根据屏幕上出现的物品，想出它一个非同寻常的用途。测试打分的依据主要是我有多少题没有给出答案，用多久（毫秒）想出了答案，以及答案有多不寻常。

　　利拉和同事发现，在之前的实验中，通过对前额皮层进行抑制，不仅能增加人们想出想法的总体数量，还能显著地提高他们回答问题的速度。此外，在通过经颅直流电刺激之后，人们能想出与惯常用法相去甚远的用途。第一天，我在没有经过任何刺激的情况下完成了一次测试，以此次测试结果作为我的基准分数，在接下来的三天里，我每天都需要进行一次 20 分钟的测试，总共三次。但其中有一次测试是假的，在实验开始几秒后，他们就会在我不知情时关闭电流，这么做是为了看我在以为自己受到足够刺激的情况下能不能成为一个创意十足的天才。

　　虽然还无法确定，但我猜今天的刺激不是假的，因为我感觉自己的脑袋有点儿一边重一边轻。我试着专心阅读屏幕上的说明文字，但我的注意力似乎总是跑开到不远处的某一个点上。现在，我只希望自己能够坚持完成手头的任务。不过，这种感觉也有好处，我能察觉到我给出的一些物体用途很奇怪，甚至接近疯狂，但又不得不大声说出来，好让利拉记下我的反应时间。但是很显然，我已经完全不觉得自己像昨天进行基准测试时那样尴尬了。这可能是因为我对任务已经有所了解，跟利拉也比较熟悉了，也可能是由于我的冲动控制能力（前额皮层的另一个作用）已经得到了抑制。有点像喝了一杯酒之后的微醺，又像是疲劳过后没有了精力处处谨慎，因为酒精和疲倦都会抑制前额皮层的活动——这不得不让我产生有趣的设想，午餐时间小酌一杯或许能有效地激发下午的创造性思维。

在实验室里，我的注意力已经下线，平日里对自己思维的抑制也去了九霄云外，就像是有了可以天马行空胡思乱想的许可，有一种奇怪的自由之感。比如，当电脑屏幕上出现一条渔夫防水裤时，我建议用它来当"马前腿穿的裤子"；风筝出现时，我说"如果你有很多苹果，可以用它来装苹果"；人字拖可以用来当信件架；风扇叶片则是一种可旋转的小吃盘……我知道自己给出的答案有点奇怪，不过利拉在实验结束后告诉我，这些答案都能够说得通。她向我保证，没有任何意义的答案并不会被计算在内，但我所给出的答案都是有可能的，如果真的想的话，人字拖的确可以用来当信件架。

利拉办事效率极高，半个小时就处理好了我的结果，而我还在隔壁房间处理自己毫无创意的那部分工作——在电脑上疯狂敲字，把采访到的话语原封不动地记录下来，以便于日后能准确地引用。现在，我准确引用利拉的话，她在展示结果时对我说："嗒嗒！"

在接受经颅直流电刺激后，我略过（看到图片后 9 秒内未能想到其他用途）的题目数量减少了一半。我不知道自己之前预期的效果如何，但有一点十分明确：在经过了 20 分钟的大脑刺激之后，我能产生更多的想法，想到答案的速度也比以前更快——快了约半秒。

虽然半秒听起来并没有什么稀奇，但利拉向我保证这绝对是巨大的飞跃："我们心理学家所常见的反应时间差异一般在 50 毫秒到 60 毫秒，500 毫秒虽然听起来不多，但对心理学家来说，这是一个巨大的数字。"

虽然利拉在她真实的实验中已经见过不少类似的例子，但在向我展示这张图时，她依然显得异常兴奋。"每次看到实验产生了效果，我就超级兴奋，"她告诉我，"虽然非常奇怪，但它确实有效！"我也很惊讶，不管我喜不喜欢"走神"

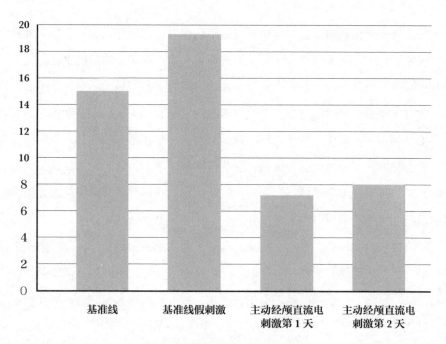

图 11　略过（未提交答案）的数量

状态下的感觉，但它确实能帮助我产生更具独创性的想法。也许，我在自然状态下表现出的走神和无法专注其实并不是坏事，反而是值得接受的。我有些担心自己必须在这二者之间做出抉择——要么极度专注但毫无创造力，要么创意无限但完全无法自制。真希望自己不必非得做出这样的选择。

　　随后，利拉又针对我在测试中提出的想法的实际内容进行了分析，看看它们是不是更加具有创意，并通过一个计算量表计分，看我提出的用法是贴近该物品的正常用途，还是虽然可行，但与本身的用途毫无关系。例如，对于黄油刀，如果我提出的用途是在蛋糕上抹糖霜，那就会得到 1 分，但如果提出了更专注于物

认 知 迭 代

体属性而非实际作用的想法——用刀将光聚焦在小火苗上生火，就可以得到4分。在经颅直流电刺激下，我只得到了一个4分：提出可以用铁丝网来制作首饰。不过，总体来说，经颅直流电刺激的确能稍微提高我的分数，将平均分2.5分提高到接近3分，也就是比平时稍微有创意。这一结果与利拉之前的研究结果基本一致。

我还知道了一个关于"走神"状态的新术语。长久以来，我一直想努力把这种状态描述清楚，而我所能想到的最接近的就是"精神已离线"或者"身体仍是空挡，引擎却早已飞驰"。利拉告诉了我这种症状的科学名称：前额叶低功能（hypofrotality）——额叶皮层活动偏低。现在我知道了，当我觉得自己"有点前额叶低功能"时恰恰是寻找创意灵感的好时机——虽然这种时机并没有什么规律可言。

这种"走神"的状态对我来说再自然不过，但我想知道的是，如何才能在进入创意模式的同时，避免陷入神游所带来的沉闷无趣，也不会因为自己毫无成果而倍感压力。

自从15年前成为科学记者，这就一直是我面临的巨大挑战。起初，我每周会选出一天作为"创意日"，这意味着我有一整天不会写作，而是对即将到来的截止日期无限恐慌，又想拿到报酬而四处阅读，试图寻找故事创意。这一天表面看来像田园诗一般惬意——穿着飘逸的作家衣服四处闲逛，躺在沙发上思考一些重大问题。但实际上，这恰恰是这份工作中最难的部分：一个自由职业者在试图寻找灵感时所面临的是任何坐班编辑都不曾想到的挑战。作为自由职业科学记者，你必须忽略媒体发布会这种唾手可得的简单新闻稿，放弃《科学》（Science）和《自然》（Nature）之类的知名杂志里报道的内容，转而去参加一些听起来十分诡异的会议，阅读一些晦涩难懂的小众科学期刊，还要漫无目的地在网上

第 三 章　挥 洒 创 意

浏览，只求能找到新的角度。

这种方法有时的确会奏效。有一次，我在浏览一个海洋生物学小组网站时，偶然发现了一个之前我并不知道的研究领域：科学家们会记录鱼类互相交流时发出的类似打嗝的声音。你可以通过这些介于打嗝、打呼噜和口哨的声音之间的细微差别来区分出黑线鳕鱼和鳕鱼，这对于评估各类鱼群的大小非常有用。更重要的是，有谁知道鱼类还会互相交流？这一天对我的工作来说非常重要，后来这篇报道还上了英国广播电台（BBC）的科学节目，研究人员甚至为了节目效果模仿了各种不同的鱼类。

但在大多数情况下，这种四处撒网的方式并不会有什么收获。在网上毫无头绪地寻找灵感用不了多久就会让人感到厌倦，在一堆又一堆长篇大论的科学文章中，试图找到未被人发现的沧海遗珠，甚至让我丧失了生存下去的意志。因此我得出结论，对于专注力有限的我来说，定期寻求创意灵感几乎不可能。

在得知前额叶低功能的感觉及其对创造性思维产生的帮助之后，也许我可以更好地控制自己的灵感迸发：我可以根据自己每天早上的状态来决定今天适不适合寻找新的想法，又或者，我甚至可以刻意训练自己进入这种状态。

库尼奥斯和比曼在《用科学打开脑中的顿悟密码》一书中提出了各种技巧，旨在为顿悟时刻创造更好的产生条件，这些技巧会使大脑进入"前额叶低功能"的状态，而顿悟时刻的产生往往是前额皮层不在工作状态的时候。因此，鉴于我并不打算在家里装一个经颅直流电刺激工具，在自我探索的下一阶段，我打算尝试一下库尼奥斯和比曼提出的各种策略。如果行之有效，至少在目前看来，这些方法可比自己实施大脑刺激要简单多了，当然也更安全。

他们的第一个建议有些无聊，就是去工作。一些想法或者问题的解决方案看起来似乎是凭空出现的，但实际上它们不过是我们将之前零散的想法和事情联系起来的结果。这种方法只有在潜意识有内容可以挖掘时才会奏效，因此库尼奥斯和比曼提出，在面对问题时，你应该竭尽全力，最大限度地利用自己的理性思考和分析能力，直到出现瓶颈为止。只有在这个时候，你才可以尝试通过剥夺感官获得顿悟。

他们提出这样的建议，主要是基于一些实验的结果。在实验中，研究人员记录了在做智力题目时的大脑活动，库尼奥斯和比曼发现，在突然想到答案的前一秒钟，位于头部后方用于处理视觉信息的视觉皮层会短暂地进入一种"离线"状态。这种现象被称为"阿尔法眨眼"（alpha blink），即视觉皮层会切断信息传入，切断的时间恰好足够大脑想出问题的答案。日常生活中，我们在努力记忆信息时会紧闭双眼，把视觉信息排除在外，从而让大脑其他部分充分利用我们可用的思维能力，而阿尔法眨眼则可以理解为神经层面自动进行的类似现象。

比曼和库尼奥斯指出，阿尔法眨眼无疑已经超出了我们的意识控制范围，但我们依然有方法可以让视觉皮层暂时离线，比如闭上双眼或者坐在黑暗中，等待天才灵感的闪现。库尼奥斯认为，其实任何一种感官剥夺都可以取得同样效果：塞上耳塞，站在淋浴间，散步时盯着自己的脚等，只要能将注意力从外部世界转移到大脑内部的想法上就可以。

听起来这似乎可行，所以我计划从抽屉里翻出近几年积攒下来的写满童书相关想法的笔记和涂鸦，然后理性地分析一下我想做什么类型的书（8岁孩子看的章回故事书还是更小孩子看的图画书），想一想如何更好地补全一直困扰着我的故事情节，同时考虑一下是不是该找个专业人士帮我看看，告诉我是否有前景（或者坦率地告诉我这书是不是读起来令人尴尬，我是不是应该坚持自己的本职

第 三 章　　挥 洒 创 意

工作）。当无法继续思考的时候，我就穿上帽衫出门散步遛狗，希望回来的时候那些故事已经自己写完了。

在进行理智思考时，我尝试了库尼奥斯和比曼提出的另一个小技巧：刻意去想遥远的地方。实验表明，人们在被告知去想象遥远的地方或遥远的未来时，更容易产生新的想法，这可能是因为那些拓宽我们视野的事物，也可以让我们更广泛地进行思考。知道了这一点，我就开始收集各个遥远国家的纪念品，并把它们当作镇纸，压在我皱皱巴巴的各种笔记上。除了镇纸，我还收集了两个分别来自韩国和日本的木偶，一件来自中国的挂饰和一些日本的邮票。也许——只是也许——这些来自东方的物品能帮助我塑造出某个故事中的主角：一位名叫"笨笨"（Jiko）的见习忍者，笨手笨脚，却总是吵吵嚷嚷，而且非常不擅长隐蔽自己——此时此刻，我的脑海中已经出现了他生动的形象。另外一个故事的主角是一条小狗，所以，我只需出门散步遛狗就有可能获得灵感。

关于进入创意思维状态的最后一点建议就是保持良好的心情，对于今天早上来说，这并不是什么大问题——以儿童作者的身份四处玩玩逛逛，几个小时就过去了，轻松又愉快，感觉并不像是在工作。这是有好处的，因为如果我心情不好，就算是再好笑的事情，也不会让我心情好转，反而会让我更加恼怒。20 世纪 80 年代的研究中，研究人员就通过不同的方式操控志愿者的情绪，比如回想开心或难过的记忆、观看恐怖或搞笑的电影片段等，在随之进行的测试中，保持着较好心情的人更容易产生独到的见解。

库尼奥斯告诉我，这种现象的产生主要是因为情绪会影响大脑中的前扣带皮层（the anterior cingulate cortex，简称 ACC），当心情愉悦时，前扣带皮层就会更活跃；当人们通过灵感顿悟而非逻辑解决问题时，前扣带皮层通常会处于活跃状态。前扣带皮层的主要作用就是监控大脑的其他部分，看是否有冲突迹象出现。"这种冲突可以是我向你抛出的一个待解决的问题，而解决的方式有很多种。如果前扣带皮质非常活跃，它就能探测到每一种可能的方案，然后切换到其中一种，即便是微弱的无意识想法，它也能觉察得到，这就是所谓的'洞察'。"然而，"如果前扣带皮质因为焦虑而不活跃，你就不会探测到所有可能的解决方案，而只会选择最为强烈、最为明显的那一个。"

这听起来很简单：用快乐的念头为前扣带皮层提供动力，它就不会放过任何一个有可能切实有效的疯狂念头。还有一些研究发现，与难过的思绪相比，愉快的想法对前额皮层有着更多的抑制作用，这也从另一个角度说明，人在快乐时更容易进入创意状态[2]。

然而，仅仅依靠好心情似乎还不够。有研究发现，除积极的心态之外，你还需要有一定的动机，即感觉到停滞不前的那种"迫切"心态。"前额叶低功能"并不完全等同于"轻松愉悦"，因为它并不能让你有足够的精神力量来获得灵感[3]。

有趣的是，同一批研究人员还发现，创意状态的最终劲敌就是焦虑。据我所知，焦虑不仅会分散你的注意力，还会让你把注意力集中在错误的地方。这也许解释了为什么我之前的"创意日"从来不曾奏效：我越是希望自己能把注意力集中在眼前阅读的科技期刊、科研网站或论文上，就越容易感到压力万分，觉得自己是一个很差劲的记者，想不出任何好点子，在本该努力赚钱的时间里虚度光阴。

综上所述，如果想让自己变得创意十足，你似乎需要有好的心情，不能过于放松，显然也不能过于在意自己所做的事情究竟有没有好处。对于一个需要考虑生计的人来说，这可是一个相当艰巨的任务。随着我对情绪和创意相关文献的深入阅读，情况变得越来越复杂。最近的一项研究表明，好心情能不能让你更有创意，还要取决于一种叫作"多巴胺"的神经递质。多巴胺是大脑中的一种化学物质，在各种大脑活动中——不管是保持专注、激起欲望，还是在不同任务之间切换——都能看到它的身影。

荷兰莱顿大学伯恩哈德·霍梅尔（Bernhard Hommel）最新的一项研究显示，只有在多巴胺水平较低时，好心情才会带来创造力的提升。该研究认为，如果人的多巴胺水平高于平均值，反而会起到相反的作用——对这些人来说，好的心情反而对创造力无益[4]。

然而情况仍在不断地复杂化，因为近年来人们发现多巴胺的情况远比想象中复杂。长期以来，多巴胺都被认为是用来传递"愉悦"的神经递质，在我们获得奖赏（如赞美、性爱、药物作用等）时数量会激增。但现在，越来越多的研究人员开始认为多巴胺这种化学物质所代表的更多是"渴望"，而不是"获得"所带来的乐趣。这就解释了为什么人们在渴望得到某些事物（例如蛋糕、酒等）时，会比实际得到时感觉更强烈。也正因为如此，吸烟者即使已经厌恶自己抽烟的陋习，甚至失去了吸烟的乐趣，却仍然要继续吸烟。也许，对于创造力来说，低多巴胺水平会激起一种渴望，让大脑寻找可以促进创意的思维方式。

我很想知道自己的多巴胺水平，但我已经出国好几次，并没有什么预算再进行一次昂贵的实验室测试了。不过我惊讶地发现了一个简单快速的方法来测量自己的多巴胺水平，不需要什么高精尖的科学仪器，只需要脸部的录像即可。出于某种原因，眨眼频率与大脑中的多巴胺水平有着极高的关联性：眨眼频率低表示多巴胺水平偏低，眨眼频率高则代表更高的多巴胺水平。你只需要独自静坐（不能进行交谈或者阅读，因为这些活动会改变你的眨眼频率），盯着一米之外的墙壁，然后用摄像机对着自己的脸部拍摄大约 6 分钟。随后，你需要观看整段视频（如果你能受得了的话）并计算眨眼的总次数，将这一数字除以 6，就得到了每分钟的眨眼频率。温馨提示：不要在晚上测量自己的眨眼频率，因为人在一天结束时眨眼会更加频繁。

每个人的眨眼频率都不同，但针对健康人士的一些研究数据表明，人平均每分钟眨 15 次眼[5]，超过 20 次被视为眨眼频率过高，低于 10 次则是频率过低[6]。最终我的结果是 11 次：略低于平均水平，但也不至于为此而担忧。

在发现自己的多巴胺低于平均水平之后，我迫切地想要知道这对我的大脑来说意味着什么——虽然这已经偏离了我原来的目的。我在网上搜索了一下，没几页就发现了一个网站，上面说低多巴胺水平通常与以下情况相关联：难以保持专注、焦虑、冲动、厌食（我对食物也没什么兴趣，如果哪天发明出了代餐药丸，我会第一个排队去买）。我不禁想，多年困扰我的大脑问题的根源也许就是多巴胺，若真如此，与其大费周章地去控制不同的思维状态，只针对多巴胺采取行动岂不是更容易些？

不幸的是，试图改变自己的多巴胺水平似乎并不能直接见效，即使是像我这样只是想通过微调它来提升创造力。最近的一项研究发现，通过补充 L-酪氨酸（人体可将此种氨基酸转换为多巴胺）确实能够增强聚合思维，即把无关联的零散信息以新的方式聚集起来。不过，这种氨基酸似乎并不能提高进我们产生新想法的能力，即所谓的发散思维。研究人员得出的结论是，对于完全创新的创造力而言，也许低多巴胺水平反而更好[7]。

因此，我不知道通过服用补剂来改善多巴胺水平能否解决我的问题，但在我看来，更明智的做法应该是学会灵活运用"前额叶低功能"的特质，同时合理掌控自己的注意力。

另一种方法是采取库尼奥斯和比曼的建议，用一天中不那么专注的时间来进行创意思考——习惯早起的人可以在晚上进行，夜猫子则可以把创意思考的时间安排在早晨；如果都不行的话，你也可以试试坐在黑暗的角落，或者在其他地方闭上眼睛，或者戴上耳塞，这样肯定就能让自己的思绪开始漫游起来，因为在没有外部刺激的情况下，你不安的大脑无法控制自己。如果在办公室里的话，你这么做可能会显得有些奇怪，但不妨把它看作你的新形象——创意天才所独有的特质。

事实上，我根本没有走到通过散步遛狗来寻找灵感的那一步。有一天，我决定用一上午的时间来进行这项活动，于是开始认真思考，新的点子不断涌出，不过在经过几个顿悟时刻（"笨笨有多动症！"）之后，我没有再继续寻找新灵感，而是开始想别的事情，比如患有多动症的小男孩肯定不能成为优秀的忍者，因为他根本坐不住，然而，任何需要跳跃、急速奔跑的地方，他一定得心应手。这个故事告诉我们，要善于发挥自己的长处。

我飞快地写出一篇500字的小故事，发给了我的经纪人，开始等待回音（这篇故事和我尝试的另一篇故事，详见本章末尾）。到目前为止，我还没有收到任何消息，只能拭目以待了。正如利拉在第一次见面时听到我的童书计划后所说："你可以更有创意，但必须是好的创意，对吗？"

故事从这里开始出现转折。最近有研究表明，虽然"前额叶低功能"是产生想法的完美状态，但要从各种纷繁复杂的想法中去粗取精，仍然需要前额皮层的参与。就如同我儿子那些关于人冻住之后的遐想，你的想法从某种程度上来说可能创意十足，但对别人来说却没有任何意义。如果你只有6岁，对事物的认知还没有完全成形，这并无大碍，但如果你已经成年，却想把自己的创造力用在刀刃上，仅凭"前额叶低功能"状态是没有用的。事实上，前额皮层的活动反而有助于创意思维在现实世界中发挥作用。

在堪萨斯州时，利拉和我一同前往大学医学中心所在的堪萨斯城，那里距离劳伦斯市大约一小时的车程。他们为我预约了另一次核磁共振扫描，而这一次，我将能看到自己在尝试用创意解决问题时的脑扫描图像，观察我的前额皮层进行自我调节，以达到合适的创造力水平。我们用的是功能性核磁共振成像，通过测量大脑正在活跃部分的血液流动来间接测量大脑活动。这是利拉的最新实验，试图通过解决更符合实际的问题而非不切实际的测试题目来衡量创造性思维。"在解决生活中的实际问题时，很少会有人要求你'说出这个东西的其他用途'，"利拉说，"相反，你会直接面对实际问题或者目标。例如，你想出门遛狗，却发现狗绳断了，这时你可能会想到'我还可以用皮带'，而不是坐在那里一整天，绞尽脑汁地去想皮带的各种用处。因此这与之前的测试方法完全不同。"

在创造力研究领域有一个新兴的理念：在处理这种问题时，前额皮层具有双重作用，而"前额叶低功能"只是其中的一部分。

直到最近，人们都一直认为执行控制网络和默认模式网络是互斥的——执行控制网络将注意力聚焦在自我之外的事物，而默认模式网络更专注于内在。据我所知，人们显然不可能同时有两个专注焦点，但大脑有时可以非常快速地从一种状态转换到另一种状态，我接下来要参加的实验，就是要实时观察这种现象。

在扫描仪中，我需要通过思考达成某一个特定的目标（例如生火），随后，我会看到一个示例答案（报纸），与两个备选答案（钢笔与铅笔），我需要思考并决定两个备选答案中哪一个能够跟示例答案一样达成预期目标。就生火的目标而言，我只能选择铅笔，因为它比钢笔更容易燃烧。

在扫描仪中进行这项练习应该能够揭示出我在思考日常事物的非常用途时会用到大脑的哪些部分。这是创造性问题的一个简化版本，用来确定大脑如何工作。

好消息是，我的前额皮层能够完美地运作，可以在正确的时间里激活正确的区域；坏消息是，完全了解了前额皮层在创造性思考中的作用之后，想要随时随地进入创意模式似乎更加困难了。利拉指出，极具创意的人能够非常高效地在低前额皮层活动和高前额皮层活动之间转换，转换速度时快时慢，但没人知道他们是怎么做到的。

"能在不同状态下随意切换的人，通常也能控制不同状态所出现的速度——虽然可能不是刻意为之，但的确是自然而然的过程——这些人通常能获得极大的成功。"

这一理论非常新颖，还没有人提出可行的想法来实践这种控制能力。目前我们所能看到的最有效的研究主要是针对专业冥想者，他们似乎有着非人的前额叶控制能力，但还没有人知道这对创意思考是否有帮助。得知这一消息后，我开始考虑把最近已经搁置了一段时间的冥想练习重新加入日常计划。

相较于在不同水平的精神控制之间迅速切换，前额叶低功能状态似乎更容易实现，因为每个人都可以很容易地觉察到"神游太空"的感觉。能够意识到这种状态，然后任思绪遨游，能让你更有可能想出问题的解决方案，甚至是当今社会还用不到的点子。幸运的话，当恢复到正常状态、前额皮层重新上线时，你就可以对自己的各种想法进行评估，并从中挑选出精华。

这并不完全是我所寻求的答案，但到目前为止，我们对状态转换的了解还不够深入，也没有办法将其付诸实践。我问利拉，在近期内这有没有可能成为现实，她说："我们只是了解了一些片面的信息，不能拼凑出完整的图画。我们还没有检测到当你刻意增加或减少控制时会发生什么，也不知道同一个人面对同样的任务时能否实现这种控制，这些都是目前面临的最大挑战。"

那么，能否通过刺激大脑来进入"前额叶低功能"状态呢？她面露难色地给我说了一篇报道她研究成果的新闻标题：《神奇头带让你创意无限！》。我们放声嘲笑着这荒唐的文字，但我还是问了她这是否可行。"并不是我们不想将其进行实际应用，只是我们不想表现出已经万事俱备的状态。"她说，"我并不会对外宣称：'没错，只要用过这个的人都能立刻见效。'不是这样的。"

到目前为止，我们知道，通过刺激大脑让其进入"前额叶低功能"状态，的确有助于新想法的产生。除此之外，我们还从关于冥想的研究以及我在波士顿进行的认知训练研究中得知，我们可以改善对注意力的控制。但我们不知道的是，针对这两种状态分别进行训练是否有助于我们在两种状态之间切换。

"我们没有一个万能的答案能解决所有问题，"利拉耸耸肩说，"不管怎样，人类都是一种非常复杂的生物。"

不过，经过这些研究，我确实发现了一件事，那就是，我们作为神经科学研究的应用者，一直以来都以一种"不用则弃"的思维来看待神经科学，但实际上，我们可能恰恰搞错了对象。针对某一特定大脑回路进行训练虽然可行，但可能并不是我们想要的解决方案。相反，我开始认为，要想增强脑力，我们需要的并不是脑部的"肌肉"，而是它的灵活性。

第 三 章　　挥 洒 创 意

我 的 童 书 构 思

（戴 夫 狗 狗 侦 探 社 ：
小 狗 失 踪 之 谜 ）

　　莫莉是一只6岁的小狗，趁主人不在家时，它听着周围的人聊天和电台广播学会了人类的语言。不过，它从来没对主人说过话，因为人类养狗是为了向狗狗倾诉，如果哪天狗狗真的回话了，估计主人会吓一跳吧。

　　当主人去上班的时候，就会有人来遛狗，但莫莉和主人都不知道的是，这位雇来的遛狗人戴夫表面上经营着的这家遛狗服务机构，其实是一家狗狗侦探社。

　　然而最近，当地的公园和商店附近经常有小狗失踪，人们都惊恐万分：大人们低声谈论着狗狗可能被抓去参加斗狗比赛，孩子们则担心自己心爱的宠物会被做成皮草大衣，就像电影《101条斑点狗》（ *101 Dalmations* ）里那样。

　　戴夫派出自己最好的狗狗侦探莫莉调查此案。

　　原来，这些狗狗是被一个懒人偷走的，因为她太懒了，天天待在家里看电视，医生实在没有办法，就给了她一台跑步机，只有通过跑步机发电，电视才可以打开。然而，她非但没有按医生的要求加强锻炼，反而派自己的儿子去偷狗。她偷了不止一只狗（因为她觉得只让一只狗拼命干活的话"太残忍了"），把它们关在地下室里，只在轮到某只狗狗跑步发电时才会带到楼上。她的儿子很善良，悉心照顾着这些狗狗，但他很害怕自己的母亲，不敢违背她的命令，因为如果他不听话的话，在跑步机上跑步的就不是狗狗，而是他自己了。

莫莉和戴夫一起去帮助这个善良的男孩，其间还得到了许多帮助，包括莫莉的小主人比利、狗狗侦探队的其他成员，还有一只名叫"总督"的黑猫，它会在晚上帮助侦探小队打探消息。

(淘 气 忍 者 笨 笨)

深夜，在一间破屋子里，所有人都在睡觉。

突然……

砰！！！

啪！！！

"糟糕。"笨笨说完，跳进了黑夜的阴影。

笨笨刚从忍者学校毕业不久，正在努力训练，准备成为山姆家的家庭忍者。这里有一个鲜为人知的秘密，在所有有孩子的家庭里，都有一个忍者在偷偷地帮忙照顾小宝宝。奶奶们知道小孩子总是把家里弄得乱七八糟的，所以她们请忍者来帮忙，但妈妈们对此事并不知情，她们通常都喜欢包揽所有家务，所以不太愿意别人帮忙。

笨笨有多动症，虽然他行动迅速，热情奔放，但却笨手笨脚，容易分心，根本没办法长时间静止不动地隐蔽自己。他的老师索索先生（日语里"索索"的意思是"整洁")对他感到十分绝望，不知道他究竟什么时候能安静下来，成为一个伟大的忍者——他知道他有这个潜质。

在这个故事里，笨笨晚上弄出了很大的噪音，不小心吵醒了家里的小男孩山姆。他们很快成了好朋友，总是一起溜出去捣蛋。他们能瞒得过妈妈、索索先生和洞察一切的奶奶吗？

认 知 迭 代

04

导 航 系 统

不 是 所 有 踌 躇 的 人 都 迷 失 了 方 向 。

——J.R.R. 托尔金（J.R.R.Tolkien）

我徘徊在柏林的大雨中，无依无靠，只有手上这张被雨淋湿的地图。毫无疑问，我迷路了。尽管我努力回想了无数次自己走过的路，也反复看了好几次地图，但还是不知道自己在这个路口到底是该向左转还是往右转。街边路牌的指向跟我的预期相去甚远，我的方向感开始陷入混乱。讽刺的是，我准备去见的人是一位导航研究员，她要给我一个小东西，据说可以在 6 周内大大提高我的方向感，但要见到她，我就必须先搞清楚到底走哪条路……

　　我对这项挑战抱有极高的预期，到目前为止，我所进行的每一个训练的基础都是看能不能通过干预某部分大脑回路而改变我的大脑技能。心理学家埃莉诺·马奎尔（Eleanor Maguire）和她的团队在伦敦出租车司机的协助下进行了 10 多年的研究，对他们来说，导航似乎已经不再是什么难题，导航能力的确可以通过训练来改善，而训练也会增加大脑中负责导航部分区域的大小。在过去的 14 年里，马奎尔一再表示，利用几年时间深度学习伦敦的街道布局，就能有效增加大脑中负责空间导航的关键部分——海马体的大小。不久之后我会发现，即使是这种关于神经可塑性的陈词滥调，其实也并非想象得那么简单。但是现在我迷失在柏林的街头，迫切地希望能让自己的大脑从路痴模式变成出租车司机模式。

　　得知这样的研究结果，我唯一的问题是，我的大脑要如何做到这一点。我可以申请伦敦出租车执照，然后用接下来的三年时间努力记忆伦敦的街道地图，但说实话，我并没有这个时间。我给埃莉诺·马奎尔发了一封邮件，问她是否愿意帮助我像伦敦出租车司机那样改进导航技能，然而却收到了她的秘书礼貌的回绝："对不起，马奎尔教授非常忙，恐怕近期没有时间安排您去她的实验室。""打一通电话怎么样？"我问道，"应该不超过一个小时就好。"但对方答复说："不好意思，明年一年的计划都已经排满了。"虽然她的语气很礼貌，但其中隐含的信息也十分明确：完全不感兴趣。

被拒绝后，我近乎疯狂地搜索了其他从事空间导航工作的研究人员。事后看来，我很庆幸自己这么做了，因为没过多久我就有了一些更有趣的发现。在德国，有一组研究人员正在使用另一种完全不同的方式来解决导航问题——不是对我们生来就有的功能进行改善，而是人为增加一种新的感觉，看人类的大脑能不能将其同化并视如己出。比如，他们目前就在研究给人类增加一种新的能力：利用地球磁场进行导航。鸽子具有这种能力，迁徙的海龟也可以这么做，如果他们真的研究成功了，那么对于像我这样的人来说将是一个不错的选择，希望这样就可以为大脑提供一些它之前无法自然处理的新信息，从而改善自己的方向感。

一种可以外接的方向感，这不仅听起来很酷炫，也很适合我。我经常去户外遛我的小牧羊犬，想让它筋疲力尽，回去后直接睡觉而不再打扰我的工作。但是，由于方向感非常差，我不敢独自一人带它去我从未去过的地方。周末我们一家人会去许多地方，我丈夫乔恩的方向感非常好，他在我们出去散步时总是能记得我们的车停在哪儿，他还有一项特殊技能——能够走捷径快速回到正确的道路。我跟他恰恰相反，只要出了停车场稍微转几个弯，就感觉像被蒙住了眼睛然后原地转了无数圈一样，分不清东南西北。让我指出车停在哪儿？那你还不如直接让我飞回去呢！因此，虽然我在家工作很方便，也有很大一片英式田园等着我去探索（尤其是现在，为了重置我的注意力和寻求创意思考，我有着充分的理由去户外走走），但我却不能这么做，因为我害怕在没有信号的山上迷了路，最后不得不考虑杀了我的狗狗来充饥。

正因如此，2015 年 9 月的一个雨天，我准备去见负责 feelSpace 智能腰带研究的团队成员苏珊·瓦赫（Susan Wache）。feelSpace 智能腰带是一种导航辅助设备，尚处于原型阶段，它能够不断计算方向变化，穿戴者可以通过腰带震动来找到北方。最终，我成功与她碰面了，用的是我在迷路时的惯用策略：随便选一个方向走，祈祷自己没走错。当我终于来到约定见面的那个街角时，我如释重负，像老友重逢一样热情地拥抱了她，而她对我的这一举动显然有些惊讶。

这（feelSpace）是一套非常昂贵的工具，瓦赫的上司、奥斯纳布吕克大学的彼得·柯尼（Peter König）教授，也是跟我进行了好几个月的邮件往来才答应让我带回家使用六个星期。根据他们目前的研究，如果我的大脑可以适应的话，六周的时间应该完全足够了。柯尼教授最终能答应我，主要还得归功于苏珊。很快，我就发现苏珊是一个典型的乐天派。跟她第一次见面时，我刚完成了在牛津的研究，因此对她说了很多自己为了改变消极心态所做的努力。她说她从来都不会去想那些最糟糕的情况，也从不忧虑。"为什么我要认为自己是一个糟糕的人？"她非常惊讶，仿佛听到了什么非常疯狂的事情，"我一点儿也不糟糕！"她用自己的魅力与热情，以及对他人的信任（愿意把价值 2000 欧元的设备交给一个完全陌生的人），最终感动了柯尼教授。所以，现在我来到这里快速学习一下怎么使用它。

在柏林市的一家购物中心，苏珊一边和我吃着巨大的冰激凌圣代，一边为我演示智能腰带的主要功能。显然，柏林人很喜欢在下午吃冰激凌，所以我也算是体验了一把当地的文化，虽然这并不在原计划内。上午的时候我还孤零零地在街上漫游，只有自己的大脑和旅游机构发放的廉价地图可以依靠；而到了下午，我的身体就多了一种新的感觉：感受北磁极的引力。不过，对于我这个靠电池驱动的新感官来说，此刻的倾盆大雨并不是什么好事。

因此，我们点了看起来最小的圣代，坐下来聊聊这条智能腰带。她告诉我，参与他们之前实验的志愿者在佩戴腰带 6 周后，方向感都得到了显著提升，并能够重新调整身体内部的地图，重新与北磁极校准。在实验初期，苏珊还是一名学生，也是实验研究的对象之一，到了我们见面时，她已经断断续续地佩戴智能腰带大约 6 个月了。她说，腰带的效果远远超出了她的预期，即使现在她仍然一有机会就会随身带着它。"我原本希望自己大脑内部会有一个更清晰的俯视视角地图，但结果并不是这样。的确，我脑中的地图更清晰了，但并不是俯视视角，而更像是我就处于地图之中，就好像地图软件上的街景模式，但所有东西都是透明的。"这听起来简直太科幻了。

我们边吃边聊，可圣代好像一点都没有减少。最后，我们再也吃不下去了，甚至觉得有点恶心。苏珊从背包里拿出腰带，放到桌子上，她告诉我，他们正在研发一款面向消费者的更时尚的腰带（应该很快就会面市），但给我的这条是他们用于研究的原型产品。看到腰带后，我立即明白了为什么有的志愿者戴着它会被美国海关拦下来，因为它看起来简直就像炸弹腰带。这是一条非常厚的黑色腰带，大约 3 英寸（7.6 厘米）宽，在臀部周围有几个香烟包大小的凸起，还有两根电线，线头上是一个看起来很诡异的连接器。要开启这条腰带，你得先把它系在腰上，然后将两根线连在一起，除此之外，你可能还需要摆出最无辜的表情，证明它其实不是炸弹。

苏珊解释说，其中一些凸起的小包是触觉马达，能产生类似于手机振动的效果，其中一个较大的方形包则是与触觉震动器相连的定位单元，它能不断地探测北方的位置，将信息传送给不同的振动器，指向北方的振动器收到信号后便会震动。还有两个大的凸起的小包是腰带的电池，苏珊给了我一个看起来非常高级的充电器，我需要把它一块儿带走。

当苏珊站起来戴上腰带，把电线两端连好时，嗡嗡作响，我紧张地环顾四周，却发现路人甚至连眼睛都不眨一下，柏林的人民真的是太淡定了。我如此紧张，也许是因为在满是偏执狂的伦敦待得太久了。当然，也许因为苏珊是一个 20 多岁的美女，一头姜黄色秀发，穿着运动装，看起来并不像是坏人，但如果换作我在公共场合看到一个陌生人穿上这种东西，肯定早就吓得跑去避难了。

接下来轮到我了，我把衣服掀起来，好让苏珊帮我戴上腰带，连接好电线。我一点都不轻松，告诉她我绝对不会在纽约或者伦敦市中心这么做。她笑了笑，说："这可是柏林，没人在乎的。"真的吗？我刚才还看到了一个武装警察……回到此次收留我的朋友尼尔和杰西的公寓之后，我很好奇是不是自己想多了，杰西（美国人）的看法跟我一致，她说："如果你戴着这个去纽约，警察肯定会用电击枪打你。""这还算好的了……"我暗自补充道。我决定，下个月去芝加哥参加一个大型神经科学会议的时候，绝不戴着它。虽然我很想在另一个陌生城市看看它的效果，但万一被枪毙了那可就不值当了。

由于天气原因，我和苏珊下午没法去探索柏林的历史景点，而是去了索尼大厦，那里有巨大的有顶广场，旁边还有一家大型电影院，苏珊告诉我，在柏林，一些大片的首映式会在这举行。这里的空间足够我们进行他们在实验室里做的那些方向感测试，还可以戴着腰带、不戴腰带各试一次，从而对比一下效果。这有点像团建时候做的信任练习：我们先把腰带关掉，我闭上眼睛扶着苏珊的胳膊，她带着我不停地左拐右拐走来走去。大约一分钟后，苏珊停了下来，让我指一下电影院的位置。我表现得还不错，差不多指对了方向，主要是因为广场中央有一个大喷泉，我可以根据喷泉的声音来判断大概的位置——这可能算是作弊了。

接着，我打开腰带，记下震动的部分与电影院的位置关系，然后闭上双眼。

第 四 章 　 导 航 系 统

苏珊再次领着我四处兜圈子，一会儿转弯一会儿又折返，最后停下来让我指出电影院的方向。这一次感觉简单多了，之前那次我是猜的，而这次我知道自己是对的。"在那边。"我自信地说。我答对了，简单到难以置信。

之后，我跟苏珊告别，带着我新增的方向感回到了杰西和尼尔的公寓，现在我非常清楚，他们的公寓在索尼中心的东北方。

腰带很大也很重，刚戴上的时候我感到很难为情，但没过多久我就很享受腰带所带来的专属于自己的秘密方向感。不过好景不长，我很快就发现自己并不是唯一一个大脑里拥有指南针的人。那天晚上，我戴着腰带，尼尔和杰西带着我到附近随便逛逛，走到一个地方时，尼尔指着一条街说："我们走这边。""啊哈！"我得意扬扬地说，"你是说我们要往北走？""是啊。"他抬了抬眉毛，好像我说的是一个再明显不过的事实一样。我从来没想过有人会知道北在哪里，并在熟悉的环境中以此为依据进行导航——我自己一般不会想到这么做。但当我跟越来越多的人聊到如何导航认路时就逐渐发现，对于我所认识的一些人来说仿佛天方夜谭的"北方"，其实是大多数人普遍使用的一种导航策略。与海龟和鸽子（甚至某些研究中也提到了牛和狗）不同，人体内并没有天然的指南针，也就是说，东南西北这些基本方向，是人类后天学习到的技能。

在出门遛狗的时候，我丈夫乔恩跟我玩过"猜猜哪边是北"的游戏，充分展示了他的这种技能："我知道主路在哪边，也知道它通往哪里，我们家在路的南边，我们来的时候走了这条路，所以……那边是北。"当时，我完全无法理解这番话，但现在，希望在腰带的帮助下，我也能有这样的思考方式。在了解了周边环境与指南针指向的相对位置之后，我应该能把周围的一切事物映射到大脑里的地图上。

我想更深入地了解人类的导航技能，因此开始投身于科研文献的世界，结果发现了一些意想不到的事情：严格来说，我并不是缺乏导航技能，有时我也会用到一两个真正的导航策略。乔恩和尼尔这类人能够计算某个区域的几何布局，然后在脑中绘制地图，并以此来进行导航。研究表明，使用这种导航策略的多数是男性，如果你需要在脑海中大概了解某一区域，这种方法也十分有用。脑中有了地图，就可以更轻松地找出捷径，可以有根据地猜测家的方向。这意味着，如果你知道哪边是北，就会把这一信息加入到脑中的地图里。

还有一些人跟我一样——或者如研究所说，一般女性都会如此——更倾向于记住基于地标的特定路线，比如沿着这条路走到教堂，在下一个红绿灯路口右转……这种导航策略的问题在于，你很难在此基础上找到捷径，因为一旦离开了已知的路线，你就会迷路。也许正是因为如此，我家人经常会在转过某个街角时听到我大喊："啊，原来到这啦！"这种时候，乔恩一般都会疑惑地看着我说："呃……是的，不然你以为我们到哪了？"

这种"地标策略"在某些情况下可能相对有效。在实验中，女性在地标导航方面的表现往往优于男性，也能更好地记住地标的外观[1]。如果你已经储备了足够多的地标路线，那么在其中找出捷径或许也不成问题。不过，在不知道自己身处何方、去往何处的时候，仅凭地标也许就会跟我一样失去方向感。

另外，有一种理论认为，不同性别之间存在这种导航差异，还与激素对大脑的作用方式有关。性别之间的差异在青春期才会逐渐显现，而女性在月经周期的第一周时雌性激素水平较低，因此在这段时间里拥有更好的空间导航能力。有一种观点认为，在进化的过程中，为了能成为更好的采集者，女性的大脑习得了某些特殊的技能，比如记住不同觅食区的样貌细节以及它们之间的关系。相对而言，男性的大脑则更倾向于发展成为猎食者。他们需要长途跋涉，需要记住自己在广阔土地上的位置，还要懂得怎么找到回家的捷径，以便遇到危险时跑路，或者在把猛犸象拖回家中的路上避免绕路，节省体力。

很显然，我们已经无法检测这一理论是否正确，而且这种能力在当代已经失去了它原本的作用。我需要导航能力并不是为了去找坚果和浆果，而是为了不在乡下迷路。

不过，有一件事让我对改善自己的导航能力充满希望：研究表明，导航能力极强的人，通常能够根据当时情况快速地从地标和脑内地图两种策略中选出最合适的方法——所以，一切的关键就在于脑力的灵活性。既然如此，从理论上来说，如果我学会在脑内为周围环境绘制地图，就能够所向披靡：既有对地标的超强记忆，又有方位明确的脑内地图。地标专家加上超强方向感，那我肯定永远不会迷路了。

不过，到目前为止，我也只是在猜测自己的导航策略而已。虽然研究表明人们通常都能准确地评估自己的导航能力（你可以通过圣塔芭芭拉方向感问卷[2]来测试自己的方向感），但我仍然想得到确切答案。我开始好奇自己大脑中的导航系统究竟性能如何，这就意味着在扫描大脑时也需要关注负责导航的大脑回路。

遗憾的是，不仅埃莉诺·马奎尔对我的海马体不感兴趣，她在伦敦大学学院著名的导航研究组的同事也告诉我，目前我已经超出了脑部扫描研究的年龄上限，而且实验室安排得十分紧张，也没有资金支持我进行检测。所以，虽然从我家到可能获得答案的地方只需要45分钟的火车车程，但我却不得不选择再次坐飞机横跨大西洋，前往美国费城宾夕法尼亚大学同样杰出的导航研究员罗素·爱普斯顿

（Russell Epstein）的实验室。此前，我在芝加哥的神经科学会议上找到了他，他非常友善地同意扫描我的大脑，安排我进行为期两天的导航策略测试。在了解了大脑的运作方式以及主导部分之后，我就可以进行相应的训练——至少计划如此。

我在费城的实验室只有两天时间，罗素和他的团队也有非常紧凑的实验安排，其中一部分实验还需要用到脑部扫描仪。幸运的是，我因为倒时差的关系，黎明时分就已经很清醒了，准备如约去见爱普斯顿研究组的博士后研究员史蒂夫·马切特（Steve Marchette），进行能力测试。

史蒂夫解释说，空间定向问题通常有两种解决方案，一种便是关注周边物体与自己的位置关系，例如，椅子在我右前方——这是一种"自我中心"（egocentric）策略；另一种方法则是留意事物之间以及事物与所在空间之间的关系，比如，桌子距离窗户大约一英尺，椅子在桌子旁边，靠近门口——这是所谓的"他物中心"（allocentric）策略。

史蒂夫的第一项测试就是为了弄清楚我更倾向于使用上述哪一种策略。他让我站在一张桌子面前，桌面上用黄色胶带标出了边长约 20 厘米的 4×4 格子，然后要求我闭上眼睛。然后，他在方格中放上四张图片，每张图片上有一种物品（比如篮子、玩具车、苹果和打字机），我需要在 10 秒钟之内研究这些图片，接着闭上眼睛，待史蒂夫将图片拿走后，完成以下三项任务中的一项：（1）将图片放回原处；（2）走到桌子的另一边，重新摆出之前看到的图片的位置（相对位置）；（3）走到桌子的另一边，将图片放到原本所在的位置（绝对位置）。最后一项任务难度最大，因为我需要在脑海中将桌面旋转，回想出每张图片都转向了什么地方。

我刚掌握这项测试的诀窍，史蒂夫就把桌子移开了，露出地毯上更大规模的网格。这一次，我不再身处网格之外，而是要站在网格中间完成刚才的任务。他有时会让我重现之前看到的位置，有时会让我在身体转向的同时将图片放回原位。很奇怪，这次我身处于网格之中，试图从另一个角度想象不同的位置，一切都变得更困难了——我发现自己回到了在柏林迷路时晕头转向的状态。我想我差不多可以猜到这项测试的结果了。

接下来我们需要去另外一个实验室，体验在虚拟环境中进行导航。很多的导航研究通过相应的电子游戏来完成，我不禁想，这也许就是伦敦的那项研究认为我年龄太大的原因：与平均年龄20多岁的志愿者相比，教一个40多岁的人如何在电脑游戏里移动就像是拔牙一样痛苦。唉，可怜的史蒂夫。不过最终我还是体验到了相关的实验。史蒂夫解释说，我会在虚拟的环境里（一个相当没有特色的迷宫）逛几圈，了解各种物品（垃圾桶、椅子、冰箱等）的位置，之后他们会为我计时，看看我从迷宫中的某个地方开始，找到某个特定物品的速度有多快。后来我发现，这项测试的关键就是看我能不能在脑海中形成迷宫的地图，在从某一位置到另一个位置时，是会选择捷径，还是某个特定的已知路线。这个测试的结果我也能猜到。我知道怎么从垃圾箱走到椅子所在的位置，因为这是我已知的路线，但要再从那里走到冰箱所在的位置还是算了吧。

之后又是另一种虚拟现实游戏，指导我的是另一位史蒂夫——博士后研究员史蒂夫·韦斯伯格（Steve Weisberg），他对人类导航技能的差异及其原因比较感兴趣。这一次的虚拟环境看上去更像是一个真实的地点，可能是以美国某个大学校园为基础建立的。在这项测试中，我需要先学习校园中的两条路线，并记下每条路线上的四栋建筑，之后，我会学习另外两条与之前路线相连的道路。接下来我的任务就是站在一栋建筑前，指出另一条路上某栋建筑的位置。如果只是指出同一条路上的其他建筑，我就觉得很简单，但要指出另外一条路上建筑的位置，这就需要我在脑海中把校园里的两个不同区域结合在一起，除了连蒙带猜，我也没什么办法了。

要等到明天下午才会知道我的导航能力结果究竟如何，但我已经意识到自己并不擅长在脑海中绘制地图，甚至怀疑这其中会不会有什么生理方面的原因。因此，我满怀好奇，希望当天下午就能通过大脑扫描一探究竟。

大 脑 小 知 识 ： 脑 内 定 位 系 统

在柏林时，柏林理工大学的克劳斯·格拉曼（Klaus Gramann）给我讲了海马体和其他重要脑区的基本知识。从苏珊那里拿到智能腰带的第二天，我就前去拜访了他——腰带在路上起到了很大的作用。格拉曼的办公室位于城市的一角，离尼尔和杰西的公寓很远，我需要换乘多趟火车和公交才能到达。前一晚，我仔细研究了地图，写下了一些路线注释，以充分利用腰带带给我的方向感，比如："出火车站向东走，坐M45路公交，10站后下车，沿路向北走。"通常情况下，我根本不会像这样增加对方向的标识，因此我很想看看这条腰带是不是真的对我有所帮助。

从火车站出来时，正好有一辆M45停在公交站，通常，在距离约定时间还有10分钟的情况下，我就开始紧张起来，看到公交车会毫不犹豫地上车碰碰运气，毕竟有一半的几率走对方向。但这一次，我感到腰带在我的背部震动，所以就立刻知道这辆公交车是往西行驶的，根本不是我要去的方向，因此我并没有急着上车。我穿过马路，耐心地等待着对面的下一班公交。我很高兴，想把这一切告诉排在我前面的那个人，但无奈我的德语无法胜任，只好作罢。我自我满足地笑了笑，终于可以不用因为迟到而慌乱不堪了。

10分钟后，我走下公交车，发现眼前是错综复杂的十字路口，于是我再次查看自己前一晚写下的路线笔记。笔记上说我应该往北走，因此我转动身体，直到腰带震动转移到腹部正中央，然后自信地迈步向前。就是这么简单！虽然我还是晚到了几分钟，但对于过去经常严重迟到、汗流浃背、心慌不已的我来说，已经好了太多了，感觉就像来到了一个全新的世界。

克劳斯·格拉曼跟好莱坞电影中典型的科学家形象如出一辙，他身材高大，一头灰白色的乱发，脸上露出简单的微笑，这让我想起了一位名人，但又不记得名字——后来我想起来了，他和比利·鲍勃·桑顿（Billy Bob Thornton）简直就像是一个模子里刻出来的，连山羊胡都一模一样。他的办公室比一般科学家的办公室酷得多：办公桌上有一个骷髅头骨模型，牙齿中间放着一根USB连接线，旁边是一瓶红酒，瓶子下面压着一堆科研论文；房间角落里有一张看起来缩了水的沙发，旁边还有一架穿着实验室大褂、带着诡异笑容的骨架；他甚至还有一个黑板，上面写满了科学相关的公式——这有点像几乎从来不会在现实生活中出现的电影场景。

不过，他有点紧张，想要给我这位英国来的访客沏一杯好茶，这一部分倒不那么像电影了。我向他保证，他仅有的那种茶（中国台湾山区手工采摘的茶叶）绝对没问题，即使没有牛奶，也会很好喝。接下来，我们就聊起了大脑内的导航系统。

他告诉我，涉及导航功能的大脑区域主要集中在海马体，但海马体并不是唯一负责导航的区域。和关于大脑的其他知识一样，这一部分也很复杂，因此他打开了桌上的塑料头骨，拿出了里面的塑料大脑模型，一边讲解，一边指向对应的区域。

简而言之，想知道自己身处何地、去往何方，有几个区域十分重要。首先是顶叶皮层（parietal cortex），它是大脑顶部和后部的中枢，汇聚了来自眼睛、耳朵及其他器官的感觉信息，并将这些信息无缝转化为你对自己和周围环境相对关系的认知。

接下来是与顶叶皮层相连的海马体，大脑中有一对回形结构的海马体，位于褶皱的皮层之下。海马体及其周围的神经元主要用于构建大脑内部地图，这些神经元包括海马体内的位置细胞（place cell），还有位于海马体附近内嗅皮层（entorhinal cortex）的网格细胞（grid cell）和边缘细胞（border cell）。网格细胞呈现出网格图样的放电结构，类似于空间坐标，能够帮助我们了解周围环境的大体布局；边缘细胞主要用于划分物体边界，当我们需要在不同物体之间移动时，它非常重要。

至于位置细胞，听起来有点像一种计算魔法，我不太能理解。它们分布在海马体周围，在某一环境里，身处不同位置会激活不同的位置细胞，有时激活区域有部分重叠，因此当你在某个环境中移动时，细胞活动会让你知道自己正在移动。比如你到了一个从未去过的房间，当你靠近沙发时，会激活某一个位置细胞，而走到后门处则会激活另一个位置细胞。位置细胞活动发生的速度很快，根本无法意识到，因此，我们在房间里走动的同时就会不知不觉地在脑中形成定位模型。你在某个地方待的时间越久，这种定位模型会通过学习而不断精细化，脑中的地图也会包含更多的细节。

位置细胞有一个优点，它可以多次进行映射，因此你无须每到一个地方就用新的位置细胞。在家中确定床所在位置的细胞，也可能会在办公室里的复印机旁或者超市里的奶酪过道处被激活。当你回想起某个特定位置时，相应的位置细胞就会被激活。这么看来，如果你站在复印机旁边的时候恰好想到了家里的床，位置细胞会不会被绕晕了呢？其实，它远比表面上看起来的复杂。不同位置细胞组合形成的特定模式能够帮助你在大脑里分辨不同的地方。

感觉器官会告诉你周围物体和自己的相对位置关系，而位置细胞和网格细胞则会告诉你周围的整体布局。这两种信息被压后皮层（retrosplenial complex，简称 RSC）结合在一起，然后经过"指向细胞"（heading cell）的计算，得出你在周围环境中所面对的方向。压后皮层的主要作用是对信息进行翻译，让你对自己所处的位置有清楚的认知，并能够在环境中进行有效移动[3]。

最后是位于大脑后部的枕叶位置区（occipital place area）。这一区域最近才被研究人员发现，因此尚不清楚其具体作用，但它似乎更倾向于对位置而非物体和面孔做出反应。

我有些好奇，是不是我的大脑里这些细胞有所缺失，才会导致自己的方向感如此之差。克劳斯似乎并不这么认为，他说："就这些系统而言，每个人都有同样的神经基础，这是由人类的基因决定的，它就在那里，不需要我们做什么。"这话不假，虽然如今地图、卫星导航和智能手机的出现使得几乎没有人会使用自身的导航能力，但人体内的导航系统仍然时刻待命，等待着发挥作用。事实上，我们每天都在用，只是自己没有意识到而已。大脑中导航系统受到损伤的人在日常生活中根本无法正常行动，有时甚至会在自己的家中迷失方向。有些人天生就有此类问题，但原因尚不明确，如果你自身的导航系统无法正常运转，你一定会意识到的。

　　人们对于导航系统中不同部位的使用程度有着明显的差异，而克劳斯研究的主要目的就是为了找出其中的原因。例如，你把一群人带到一个陌生的环境中，他们会用不同的方法来进行定位。"一些人在第一次面对陌生环境时就会对周边产生一些基本认知，但有些人却不会这么做。所以我们想要搞清楚的问题是，为什么会这样？每个人都拥有相同的导航系统，但为什么使用起来会有所不同呢？"

　　克劳斯告诉我，其中有一些差异可能是遗传导致的：虽然我们大脑的基本构造大体相似，但就像其他器官一样，大脑区域也有形状和大小的不同。比如，有些人在顶叶皮层中编码的信息更加精确，从而能够让导航系统中的其他部分更好地发挥作用，而有些人更善于记录自己身体在空间中所处的位置及移动速度，还有一些人的海马体更大、更高效。

　　除此之外，还有文化的影响——我对这一部分非常感兴趣，因为这意味着，尽管基因已经决定了一切，但我仍然有可能对导航系统做出调整。克劳斯对此也十分感兴趣，他指出："如果你在斯堪的纳维亚北部的苔原上长大，那么你所体验到的是与在纽约长大的人完全不同的成长环境。"例如，在纽约，根据地标或既定路线来导航的策略通常更加有效，但如果在广阔的苔原上，你就需要根据太阳的位置和地形特点来确定自己所处的位置。如果你在小时候就已经针对某种文化形成了行之有效的导航策略，那为什么还要花费时间和精力去探索其他策略呢？随着时间的推移，这些差异就会在大脑的关键导航区域中形成不同数量的脑灰质和脑白质。

　　这些差异似乎很早就形成了，在一项实验中，研究人员对荷兰和非洲两地的儿童进行了实验——与我在费城做过的网格实验类似——并将两组儿童的表现进行了对比，他们发现，非洲孩子会根据东南西北的方位来将物体归位，而荷兰的孩子则会根据自己身体所处的位置来将物品归位。

那么，已经成年的都市人能否形成与沙漠猎人相同的导航技能呢？也许可以。但研究发现，与使用地图导航策略的人相比，总是使用基于地标的路线导航策略的人，海马体中的脑灰质更少。这种差异在大脑中的另一个部位——尾状核（caudate nucleus）有所体现：与海马体的体积相比，通过路线进行导航的人尾状核更大，而善于在脑内描绘地图的人尾状核则相对较小。但是，导航能力极佳的人通常海马体与尾状核的体积相似，并且能够根据实际情况选择最佳的导航策略。与保持专注和发挥创意类似，对于增强导航技能来说，我们需要的不是"锻炼肌肉"，而是增加灵活性。

克劳斯猜测，导航策略的差异归根到底是压后皮层（主要作用就是将脑中的地图信息与身体所处的位置信息互相转换）激活的部位差异。这是他正在进行的一项研究，虽然我一直都希望能够加入他们最新的研究，但看来似乎不太可能：我想尝试的其中一个实验还没有准备妥当；另一个实验则需要我背着一个便携大脑活动监测器（脑电波仪），在一个巨大的大厅里来回走动，但大厅目前正在翻修，至少六个月之后才可以使用。

不过，一个月之后我来到费城，终于有机会检测一下我的压后皮层和其他负责导航的大脑部位了。我又要进入大脑扫描仪了。

扫描仪位于罗素·爱普斯顿实验室的另一栋楼里，去那里的路上，我跟他聊了一些关于导航的事。我问他，他最初选择从事心理学研究，是不是也是为了解决自己的某种缺陷。"其实，我自己（导航技能）还不赖，"他答道，"我一向对地图很感兴趣。"事实上，他对于绘制大脑的地图贡献颇丰：1998年，在还是麻省理工大学博士研究员的时候，他就证明了大脑中存在一个叫作"海马旁回位置区"（parahippocampal place area，简称PPA）的区域，专门负责处理场景信息而非物体信息。他发现，海马旁回位置区能够留意到眼睛看到的三维结构或形状，以处理场景信息。比如，如果你看到了某个房间的照片，海马旁回位置区就会认为这是一个"地方"，但如果你把照片上的家具剪下来贴在一张白纸上，海马旁回位置区就不再像之前那样活跃。

这一次我除了检查自己的海马旁回位置区，还会检查一些其他部位，比如海马体（看它是否跟我想象的一样干瘪）和枕叶位置区，后者是最近才被研究发现并当作导航回路中的一部分。

先进行的是结构扫描，他们会测量我的海马体大小，将其与之前所测量的女性海马体进行对比（没有必要与男性大脑进行比较，因为女性的大脑相对较小，不过并不比男性缺什么……）。在这部分的扫描过程中，我只需要静静地躺着，只要不睡着就好。接下来是功能扫描，他们会让我注意屏幕上闪现的不同内容，并观察我大脑的哪部分处于活跃状态。在这个过程中，他们分别展示了面孔、物体、场景和混乱的图像，每个图像出现的时间只有几秒。后来我得知，这是为了找到我对地点信息最为敏感的区域，因为相对于物品或面孔而言，枕叶位置区、海马旁回位置区和压后皮层都能对场景做出更为强烈的反应。

这种功能扫描比结构扫描更吵，它会发出一种类似于风钻和消防警笛的刺耳声。幸运的是，我要做任务，这样就可以分散一下我的注意力：我需要专注于屏幕上出现的图像，如果看到同一个图像第二次出现，就需要按下按钮。扫描完成之后，他们坦白地说，这么做其实只是为了骗我保持专注。其实他们不必费此周章，因为注意力对我来说已经不是问题了，我的"蝴蝶"已经或多或少地在自己的掌控之中，这或许是因为我所做的冥想练习，也可能是因为我其实很享受这个过程。

我刚开始享受这一切，就被告知接下来还有一项测试——后来我发现，这项测试的目的是看我的三个脑区能否对于类似地标的较大事物产生反应，同时忽略掉一些不重要的小事。他们很残忍地告诉我，在这之后还有一个记忆力测试，所以我需要尽可能多地记住自己看到的物体。我是一个听话的好孩子，所以竭尽全力地记下自己所看到的一切，但之后发现并没有什么所谓的记忆力测试。也就是说，我没有任何原因地在我的记忆里储存了一大堆订书机、衣柜和复印机的图像。

第二天，我迎来了真相揭晓的时刻。

令我惊讶的是，研究小组不仅只用了一晚上时间就分析出了大量数据，还做出了像模像样的幻灯片来进行演示。正如我所怀疑的那样，所有的测试结果都表明，我倾向于使用"自我中心"的策略：计算行动路线的主要依据是根据事物与我的关系，而不是各种类型的脑内地图。

数据表明，我几乎无法在大脑内形成地图并将其牢记。例如，在网格测试中，我可以完美地复现自己所看到的视角，但却不能在面对其他方向时将物体还原。对我来说，在我恰好需要使用某些信息时，它们就从我的脑海中消失了，就如我在阅读手机上的文字时，屏幕一不小心转了向，再恢复时我就需要花很长时间才能找到刚才读到的地方。这让我感到迷惑，也感到心烦意乱。

史蒂夫·马切特非常贴心，在向我展示了我与其他志愿者的数据对比图后，为了照顾我的情绪，他说："你仍然处于正态分布（曲线）上，只不过处于尾部……"

罗素打断了他并纠正道："她基本上是垫底了……"他说的没错，种种证据都表明，我非常不擅长在大脑中转换视角。

三项虚拟现实测试结果表明，只要我能在沿途看到熟悉的地标，就不会迷路。在迷宫测试中，我从来都不会冒险去寻找捷径，而是完全遵循之前所学到的路线。比如：从交通护栏处右转再右转，就是垃圾箱的位置，从那里左转再左转则是椅子的所在之处。如果要去找椅子，我一般不会直接从护栏出发走到椅子那里，而是选择绕远路，先找到垃圾箱，再去找椅子。

在开阔场景的游戏里，没有既定的路线可以学习，只有四周绵延的山和内部一个小小的"地标"（一个球）。然而，我还是会根据地标来选择路线，从而忽略周围的崇山峻岭。我在测试时也很清楚，以山脉为依据显然更合理，但我就是记不住它们之间的相互关系，每次尝试这么做时我都会晕头转向。

罗素告诉我，使用大型场景而非小型地标的信息是一种海马体策略，显然，我很不擅长这种策略。我不禁想知道自己的海马体究竟是如何运作的——或者更有可能的是，它是不是根本没发挥作用。

没过多久，我便得到了答案。下一张幻灯片展示了我的大脑扫描结果，其中海马体被标上了红色。史蒂夫告诉我，海马体形状正常，我无须担心。但在这之后，还有更多细节等着我：如果仔细观察海马体根据功能划分的不同区域，结果看起来就比较有趣了。事实上，我的大脑几乎跟埃莉诺所研究的伦敦出租车司机的大脑完全相反。

在2000年的一项研究中，埃莉诺·马奎尔发现，随着出租车司机从事工作的时间越来越长，他们海马体的后部区域会越来越大，而前部区域则会变小 [4]。我的海马体却截然相反：与他们测量的其他女性相比，我的海马体后部区域大小排在倒数 10%，而前部区域则比平均水平稍大一些。后来，罗素告诉我，右脑海马体后部较大的人，通常能够更好地形成认知地图，而我的海马体后部较小，也许就是我不善于在脑海中形成地图的原因。

有趣的是，海马体后部主要与空间记忆相关，而前部在处理焦虑方面可以起到一定的作用[5]，神经质特质通常与海马体较小有关。卡尔加里大学朱塞佩·亚里亚（Giuseppe Iaria）所主导的研究表明，一个人的焦虑特质越高，其在空间认知测试中的表现就会越差[6]。过去那个神经质的我，也许就是因为负责处理情绪的海马体比平均水平大，所以才始终都不擅长导航。鉴于此，我仍然在坚持冥想和点击笑脸练习，自己也能感知到在不断地进步。一切都在慢慢变好，希望一切都能得到平衡。

后来我把这些结果发给了克劳斯·格拉曼，他的海马体偏小，但尾状核较大，因此他非常好奇地想知道我作为一个更善于使用地标导航的人，情况是否跟他一样。我问史蒂夫能不能在我的扫描图像上测量尾状核的尺寸，他很友善地答应了。遗憾的是，我大脑中的这个部分也不尽如人意，尤其是大脑右侧的部分。跟右侧的海马体一样，我右侧的尾状核也小于平均水平。

这意味着什么？我问克劳斯。他在邮件中回复说："我不知道这究竟意味着什么，但你绝不应该因此而低估自己的定位能力……这也是我不看自己大脑扫描图的原因。"

接下来，我从功能性核磁共振扫描中得到了一些证据，证明自己的导航系统劣于平均水平。这项扫描不测量尺寸，更多的是监测我关键导航区域的活动。好消息是，在大脑的三个专门负责处理场景信息的区域中，海马旁回位置区（罗素最喜欢的部分）和压后皮层都十分正常，但枕叶位置区就不太正常了。史蒂夫稍带歉意地说："我们检测出你的枕叶位置区比较弱。"

我听到这个消息后反而很开心——终于有证据证明我的大脑并不是在正常运转。但这意味着什么？我缺少的又是什么呢？"枕叶位置区的功能并非人尽皆知，不过乔许（Josh）对它略知一二……"史蒂夫对我说。

乔许是实验室中的一名博士生，虽然史蒂夫说他对枕叶位置区有所了解，但他并没有对我透露什么信息。"关于这一点我不太想做过多揣测……""没错，但我们有理由认为，这可能与对地点和边界的编码有关？"史蒂夫插话说道。乔许点了点头，确认道："主要是大规模的空间信息。"不出所料，我对此并不擅长。在我看来，我之所以无法计算大场景中自己身处的位置，是因为我的大脑不能这么做，负责该项功能的大脑区域并没有正常运作。对此我感到有些欣慰，就像发现自己摘掉眼镜就看不清的原因是晶状体形状不对一样——那并不是我所能控制的。

罗素告诉我，虽然我的压后皮层表面看起来比较正常，但也许仍然需要深入研究。"在你进行这些自己并不擅长的任务，比如想象自己所处的位置或者找出其他物品的位置时，压后皮层也处于活跃状态。你可能会说：'这看起来棒极了！'但有趣的是，一项研究发现，经常迷失方向的获得性地形定向障碍（developmental topographical disorientation）患者在做测试的时候，压后皮层看起来也很正常。但是，如果进一步对该区域的功能进行研究，就会发现异常。我们并没有深入研究你的压后皮层，因此它只是表面上看起来比较正常而已。"

也就是说，当我看到某个地方的照片时，压后皮层反应正常，但如果让我想象自己站在熟悉的环境中，指向另一个地方时，我的压后皮层也许就不会做出反应。罗素说："通常情况下，压后皮层在执行该项任务时反应会更加强烈，但这可能对你并不适用。"研究小组确实讨论过要不要对我也进行这项实验，但最终认为那样需要我在脑部扫描仪中多待好几个小时，而且结果也不一定可靠，于是只好作罢。还是那个我总碰到的问题：科学家并不会像我一样，一次只研究一个人的大脑。针对个体来说，有太多可能的因素，但如果一次对上千人进行扫描，也许就能发现其中的规律。从数据上看，大脑尺寸并不能说明什么，因此我们无法只根据一个人的大脑扫描结果来预测其行为。但是，与我之前尝试的所有实验一样，这次的扫描结果似乎与我自己的实际经验相吻合，虽然这并不足以作为科学论文发表，但也非常有趣。

因此，最关键的问题是：如果我的脑回路有部分不正常，那么是可以通过练习来改善，还是需要类似隐形眼镜的外部设备来帮助矫正导航能力？"我们也不知道！"罗素回答得非常干脆，因为我在这几天里已经问了他无数遍。史蒂夫倒是抱有一些希望，但他的回答也没有给出更多的信息："并不是因为有证据表明你不能得到改善，而是我们根本没有任何证据。"

但那些出租车司机是怎么回事？他们有办法让自己的海马体后部增大，成为超乎常人的导航专家，我就不能像他们一样吗？罗素的观点着实让我感到惊喜，他认为出租车司机学习到的并不完全是导航技巧，他们的确对伦敦的街道和路线越来越熟悉，但他们提高的究竟是导航能力还是记忆力？这一点对我来说倒是很新鲜——我原本以为大脑变化一定会对导航能力产生影响。我明白他的意思：如果这些伦敦出租司机提升的是导航能力，那么他们在纽约、洛杉矶以及其他任何地方都会比普通人更快地熟悉当地道路。但事实是否真的如此，我们不得而知。"这是一个重要的问题，我们尚不知道答案。"

不过话说回来，对于许多科学家而言，人究竟能不能通过重塑大脑回路来"改善大脑"，这个问题仍没有定论。神经可塑性的一些相关理论似乎可以做到这些，但在某些情况下又不能取得效果。例如，我的枕叶位置区不能对场景做出正确反应，那么我也就很难在脑海中形成地图。若真如此，我要怎么去训练在脑中形成地图的技巧？就像是在泳池另一端的水下学习语言，就算我再怎么努力地去听，信息就是无法传到我的耳中。

当然，还有一种可能，如果通过计算自己与边界之间的距离来练习导航能力，可能我会感觉简单了许多。也许我可以从我儿子的电子游戏入手。最新研究发现，新手玩家如果每天玩 30 分钟《超级马里奥兄弟》（*Super Mario Bros*），两个月后他们大脑右侧海马体中的脑灰质就会增加[7]。不仅如此，随着游戏水平的提高，他们会更倾向于选择他物中心定位策略，而不再使用自我中心策略。此外，电子游戏也有助于提高我的专注力，因此，我很想看看跟儿子愉快地玩一晚《乐高星球大战》（*Lego Star Wars*）能不能改善我的多种缺陷。

唯一的问题是，我讨厌电子游戏（可能是因为我自己玩得很烂），而且在涉及超级马里奥的研究中，导航表现改善程度和脑灰质增加的程度都取决于志愿者对游戏的喜爱程度——要想在某件事情上越做越好，你需要全心全意地投入其中，如果你无法将注意力集中在手头的事情上，是不可能有任何进步的。我有些犹豫：一方面，工作记忆训练让我非常清楚地了解到，生命苦短，你不能一边强迫自己做不喜欢的事，一边期望着让大脑技能得到提升；但另一方面，事实证明笑脸点击练习确实有效，值得你每天投入时间进行训练。

我问罗素，应不应该通过电子游戏来提高自己的空间导航技能。他说："这取决于你想不想玩电子游戏。"他说的没错，也许我应该放弃电子游戏，选择其他方式。有一种方式似乎能更好地利用我的时间和脑力——至少在我看来如此，那就是在特定工具的辅助下，不断练习我需要提升的技能：在现实世界中导航。毕竟，当自己够不着高处架子上的东西时，我并不会怪自己太矮然后试图通过训练让自己长得更高，而会直接找一把椅子站上去。

这就需要用到 feelSpace 的智能腰带了。我打算在规定的六周时间里系上腰带去乡村，看看它能不能把我在家乡随意的游荡转变成清晰的脑内地图。

跟 着 "感 觉" 走

回到家乡，我带着狗狗进行了长达六周的乡村漫步。令我比较意外的是，虽然我自己感觉有点难为情，但并没有太多人注意到我的腰带。我觉得把它藏在衣服下面的话，会让我看起来既丑陋又滑稽，于是干脆戴着它大摇大摆地走在路上。注意到腰带的人纷纷表达了他们的猜测，有人猜这是存放狗粮的腰包，有人觉得是绑在腰上的减肥仪，有人认为是缓解背痛的按摩仪，还有人觉得应该是一种类似结肠瘘袋的东西。还有一个人发现了腰带上轻微的震动，他说："听起来你玩得很开心……"然后使了一个眼色。最终只有一个人在开车从我身边驶过时喊道："天啊，有炸弹！"后来我发现那竟然是我认识的人。

第一天进入树林的时候，我想起了前一段时间看到的一个研究，说狗在尿尿的时候，会自动把身体转成南北向，现在似乎是我测试我家狗狗姜戈（Jango）的绝佳机会。果不其然，如果我在它尿尿时转到跟它相同的方向，腰带就会在我的后背处震动。不过，它体内的指南针似乎有些不准，经常指向的是东南—西北方向。一定有什么俏皮话来解释这种现象，比如"太阳晒屁股"？听起来这似乎

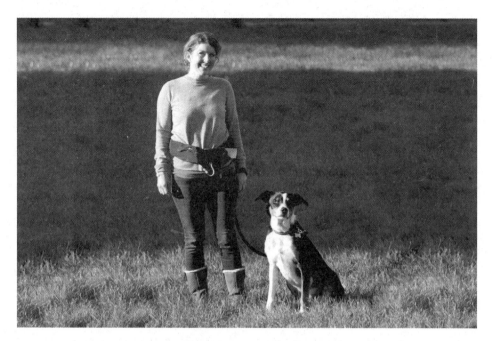

图 12　我和我的狗，以及我最无辜的表情

不对……"尿向南北极"？我会继续琢磨的，因为接下来我大部分的导航练习会带着姜戈，所以还有大把收集数据的机会。

另外，我还注意到我们进入树林的道路大致是南北向的，我也通常会按方形的路线沿着不同的小路绕着树林走。我在这里走了很多年，对此非常熟悉，心里有着清晰的地图。以前我一直认为有几条路跟我们最初的那条路方向一致，现在，腰带证明我是对的。随着时间的推移，我开始把这些信息与其他区域的信息相结合，比如：这条路向北，我家朝北，所以我家应该在……那里。

时间一周一周地过去，我发现自己开始越来越多地用这种方式来描述家乡的地标。我惊讶地发现，望向河对岸时，我面朝北，与我家的朝向一致。要是你在以前问我，我可能会觉得我家的朝向与河流的方向一致，而不是河对岸的方向。而现在，我已经能在脑海中看到熟悉的地标，朝着北方整齐地排列。我第一次对家乡的布局有了认知，我知道离那里最近的小镇在东北方，有一天晚上我开车驶向落日时，突然顿悟："夕阳西下，没错，因为位于东北方的小镇此刻在我身后。"我甚至开始注意到太阳在天空中的移动轨迹，在此之前我一直觉得这是一种黑魔法。"哦，看啊，正午时分太阳在南方……"如果我在荒野当中迷了路，这样辨认方向的方法也许就是我的救命技能。

　　我还发现，离开克劳斯的实验室之后，戴着腰带在柏林四处闲逛确实让我对柏林的布局有了更准确的认知。一天下午，我的儿子在看电视上一档讲述世界各地地标的儿童节目——《探险冲冲冲》（*Go Jetters*），当天的这一集讲的是柏林的勃兰登堡门（一个邪恶的坏蛋偷走了门上方的马和战车）。一看到勃兰登堡门，我就想："哈，它是朝西的，因为国会大厦在它北边，我当时是从勃兰登堡门向右走到国会大厦的。"通常情况下，我从来不会这么想。我在伦敦生活了这么多年，都无法准确说出白金汉宫位于皮卡迪利广场的什么方位（在费城时我测试了自己脑海的伦敦地图，可以在下页看到我脑中的伦敦是什么样子）。在动画片里，探险队的老大说，坏蛋朝东方去了，我思考了一下，然后看着他们的行动想：没错，查理检查站差不多就在……那个方向。仅仅是戴着腰带在柏林走了一天，我就已经将各个地标的方位深深地烙印在了脑海之中，这真的非常神奇。

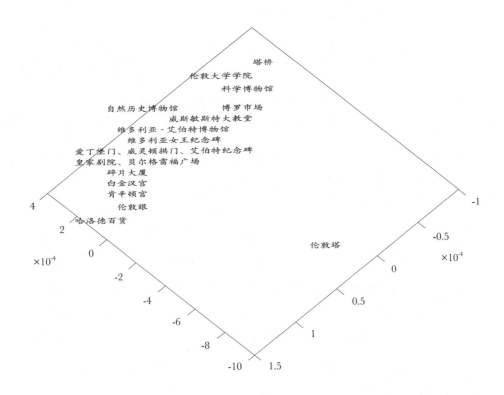

**图 13 我脑中的伦敦地图，使用 iJRD 应用程序标注。至少我知道伦敦塔在东边……
可以登录以下网址试用：http://spatialcognitionapp.com/ iJRD.html**

    不过这也并不完美，在不熟悉的地区，只知道哪边是北并不够，即使有显眼的地标作为指引。一天，我决定前往离家 15 分钟车程的巨大荒原，尝试着在那里行走。我把起点选在了战争纪念碑附近，因为它在巨大的荒原中很好辨认，然后我开始向北行走。我的计划是向南走一段后右转（朝西），并以此路径循环。一小时后，根据我的计算，我应该可以在我的左侧（东南方）看到纪念碑，结果它却出现在了我的右手边。

虽然看起来我走的都是正确的方向，但实际上已经偏离了太多。只有在你知道自己在各个方向走了多远时，指南针才有用，而地标只会在你知道它们所处的方位时才有意义。罗素的研究论文里有这样一句话："识别和定位在概念上完全不同：来到巴黎旅行的游客即使不知道埃菲尔铁塔和凯旋门的位置和朝向，也能在看到它们时毫无障碍地辨认出这些地标。"[8]

可以肯定的是，如果没有战争纪念碑的话，无论我戴不戴腰带都会迷路。最后，我回到纪念碑前，原地转了几圈才重新熟悉了周围的环境。我想了很久到底哪里出了问题，但并没有想出个所以然来，只好失望地原路回到车上。

佩戴了七周腰带之后，我非常不情愿地把它寄回了德国。我很喜欢戴着它到处走走，但它真的改变了我大脑中的导航回路吗？老实说，我不确定。我在费城的大脑扫描是在戴过 feelSpace 腰带之后，研究人员在干预前后分别进行了大脑扫描，结果显示，经过两个月的时间，已经能够看到一些变化了。我已经佩戴了七周腰带，因此，如果我的大脑能够正常导航，那么扫描时就应该会在结果中显示出来。但是，腰带的确改变了我对家乡的看法，现在我的脑中已经有了完整清晰的地图，可以让它为我所用。腰带和指南针同样帮助我学习了新的导航信号，比如太阳在不同时间出现的位置，现在我也可以用这些以前从来没有用过的知识进行导航。

我再次联系了卡尔加里大学的朱塞佩·亚里亚，因为除了观察不同导航能力的海马体之间有什么区别，他还专门开设了针对获得性地形定向障碍（DTD）患者的训练，帮助他们提升导航技能。获得性地形定向障碍是一种通过遗传获得的严重障碍，患者无法在脑海中形成地图，以至于在自己家中也会迷路。他在卡尔加里大学的研究团队还开发了一套线上导航测试和训练计划[9]，任何人都可以进行尝试，但当我想要测试自己的技能时，这一计划正在进行升级，所以它并不可用。我和朱塞佩进行了一次视频通话，来讨论我的实验结果。

他也同意应该将主要精力用于构建认知地图，因为自我中心的导航策略虽然有时可行，但迟早会遇到大脑处理不过来的问题。"你不可能记住所有转过的弯，"他说，"但是，如果你已经在脑海中构建起了地图，那就不需要记住各个路线的顺序，也无须记忆特定的地标，更不必时时刻刻去关注它们。构建脑内地图是你需要的最佳训练。"

他的研究中有一项线上训练，试图帮助获得性地形定向障碍患者恢复到能在现实生活中使用导航技能的水平。但是对于其他人来说，我的直觉似乎没错：最好的训练就是在现实世界中进行练习。"如果你身处安全之地，也清楚地知道不会发生什么事，那么你可以说：'好，我每天都要出去玩一个小时。'这是一种体力活动，而体力活动对海马体非常重要。如果你能够每天坚持出门一个小时，并试图不借助任何辅助工具回到家中，那就是你能做到的最好的训练。"

朱塞佩与罗素的观点一致：这种练习究竟能不能改变大脑，现在仍没有办法下定论。"我们非常了解大脑各个部分所对应的行为功能，也知道老鼠在四处窜动时哪些细胞在起作用，这些知识都很有用，也很重要，但我们并不清楚人类大脑究竟如何整合信息，如何让人在大规模的环境中具有方向感。"朱塞佩希望他的研究能在未来的几年内给出答案。

更笼统地说，虽然我们的大脑确实倾向于坚持某种固定的模式，比如根据地标进行导航，但稍加训练也可以改变策略。你只需要知道自己可以改变策略就好。朱塞佩说："对于大部分认为自己导航和定位有问题的人来说，真正的问题并不是导航和定位能力，而是他们陷入了某种偏见，不会考虑其他的方法和策略。但是一旦得知自己可以通过其他方法达成目标——显然这需要训练，因为你并不习惯于这种方法——你就会越做越好。"

对我来说，这话没错。当我开始参与他的项目时，目标是改变大脑并通过实验前后的扫描图像对比观察大脑发生了哪些变化。而现在我的关注点也出现了变化：我想要改变自己的能力，不管是增加新的技能，还是更高效地使用已有的技能。鉴于我现在已经可以用全新的方式看待空间与位置，我认为自己完全可以达成目标。

更有趣的是，我似乎无意间发现了人类大脑的另一个秘密：它足够灵活，可以整合一种全新的感觉。feelSpace 正是基于此而建立的——起初，研究人员只是想研究人们能否整合自己的感官所感知不到的信息，并将其融入到对这个世界的认知当中。后来，志愿者发现自己对空间的认知发生了改变，研究人员才决定改变原来的目标，利用大脑的这一特性来改变人们的空间认知。

我必须言辞谨慎，因为我不想让自己听起来好像是发现了什么"磁探测皮层"的新脑区，相反，我的大脑只是利用了之前与定位并没有什么关联的一种全新感知信息——腰部的震动，并将此信息与对北方位置的记忆联系起来。一旦记住了这些信息，我就可以将它与地标联系起来。现在，即使我不再佩戴腰带也没关系，因为它们已经与我对家乡的认知产生了内在联系。因此，不管我的大脑回路究竟有没有发生变化，我发现人类完全有可能通过外部设备的辅助，增加一种自然进化过程中不可能出现的新技能。对我来说，这比我的大脑目前产生的任何"改变"都令人兴奋。

给路痴的小贴士

①

了解自己哪部分的导航能力有所缺失。卡尔加里大学的研究人员提供了在线测试，你可以访问他们的网站：**gettinglost.ca**。

②

在陌生的地方练习导航：拿上地图和指南针，关掉手机，探索未知的地点——如果真的迷路了，可以随时打开手机寻求帮助。另外，根据我的经验，记得带上零食。

③

学会利用太阳的位置来指示方向，尽可能地注意太阳所在的位置，也许这样你就能自动在脑海中形成地图。

④

等待拥有触觉传感器的腰带进入市场，比如，新一代的 feelSpace 产品能让你自行设定方位目标，然后在该方位持续震动来引导你前行。这非常容易。

⑤

开始考虑玩电子游戏——这也许会对你有帮助。

⑥

不要因为使用手机地图而感到愧疚。最近有研究表明，一张定期更新的航拍地图实际上会提高我们的导航能力。

05

时 间 感 知

我们必须抛开单次时间的概念，重要的应该是多重时间，是它们构成了经验。

——亨利·博格森（Henri Bergson）

《绵延与同时性》（*Durée et simultanéité*），1922

人们通常以为时间就是一个由因到果的发展过程，但其实……它更像是一团飘忽不定的东西。

——《神秘博士》（*Dr. Who*）第十任博士

我不是物理学家，显然也不是时间领主，因此我不会试图向各位解释时间在真实的物理世界中究竟是什么，我甚至都不确定是否有人能解释清楚时间的本质（我的一位物理学家朋友证实了的观点）。但就算不是物理学家，你也应该知道，我们一直都能体验到时间的流逝。

　　15年前我经历车祸时，发现原来时间可以走得这么慢。在我撞上迎面而来的另一辆车的前几秒钟，一切都感觉像是慢动作电影，我记得当时为了避免碰撞，我不停地打着方向盘，持续了差不多有10秒钟，同时脑海中产生了许多不同的想法："天啊，我要撞上去了，我才26岁就要死了。父亲去世时肯定也是这种感觉吧。"接着，仿佛有人按下了快进，时间加速前进，我冲向了那辆车。之后，时间恢复了正常速度：砰！我听到了疼痛的叫喊。然后是一片寂静。

　　而在婚礼那天，我的感受却完全相反。从早上做头发到午夜的最后一支舞，时间过得飞快，我几乎记不得那天的任何细节——我跟谁说了话，说了些什么，在我的记忆中都是一片模糊。我只记得我们的婚礼誓言说了些什么，因为有视频记录作为证据。

　　大家都知道时间不是恒定不变的，而且它也被视为大脑处理周围所发生的一切的产物。而我想知道的是：我们有没有可能学会操控时间，不是作为被动的观察者，而是作为对自己感知的驾驭者。

　　控制对时间的认知是相关科普文章中常常提到的话题，它听起来非常吸引人，尤其对我这种40多岁、感觉10年的时光一晃而过的人来说。不过，到底如何在现实生活中做到这一点，我还没有找到任何有用的建议。

　　通常情况下，相关科普文章的标准说辞是用新奇有趣的经历来填充你的时间。原因是，当你还是孩子的时候，暑假仿佛永远不会结束，因为一切都是崭新的，值得你全身心地投入，你在不断地往记忆中储存新的事物。事后回想起那段经历时，你会有一种心理上的错觉，仿佛花了很久的时间才适应那些新奇有趣的事物。

一旦长大之后，生活就会进入一种非常容易预测的节奏：工作、社交、日常琐事，或许还有些爱好来增添一些色彩，我们似乎开始浑浑噩噩地过活，几乎懒得去关注究竟发生了什么，因为所有发生的事情对我们来说都不陌生。引人注意的经历减少，意味着储存的新记忆也越来越少，因此，回顾近期的生活时，你会感觉时间飞逝。仔细想想还有些悲伤：如果生活是记忆和经历的总和，而我们却懒得去储存新的记忆，那我们是真的在活着吗？

为了防止生命加速流逝，有人建议我们要"体验更兴奋的生活"，但这样的解决方案也有一个问题——它根本不现实。这让我想起了这么一种说法："把每一天都当作最后一天来活"。这种观点并没有错，却一点儿都不合实际。我们大多数的人需要为生计而去工作，通常一天中大部分时间是在工作，就连一些无聊的事情也几乎没有时间去做，更别说去做什么疯狂刺激的事了。

更重要的是，新鲜有趣的事物只会让你在回想过去这段经历时，产生能够控制时间流逝速度的错觉而已。我所感兴趣的是在经历的当下就感受到时间流逝的不同速度，而这是另一回事。

事实证明，在当下和事后对时间判断的区别是时间心理学中的一个议题，它由英国基尔大学资深时间研究员约翰·威尔顿（John Wearden）领导。威尔顿自20世纪80年代以来一直在研究对于时间的认知，他与法国克莱蒙特大学的希尔维·德鲁瓦 - 沃莱（Sylvie Droit-Volet）共同发表的研究表明，虽然许多研究人员认为人们事后对时间的判断与当下对时间的感知基本类似，但这两者之间其实基本没有关联。

在最近的一项实验中，他们会通过一款手机应用时不时地打断志愿者的活动，同时询问他们正在做什么、感觉如何、时间过得有多快。志愿者还会被要求在手机上按住按钮，并持续特定的时间——500秒、1000秒或15000秒，或者判断屏幕上的刺激物出现了多长时间。这些不同的测试都是为了衡量一个人在当下和事后对时间估算的准确性。"我们发现，当下对于持续时长的判断与事后对历经时间的判断没有任何关系，"威尔顿说，"如果你说时间过得很快，这并不会影响你对一秒钟（有多长）的判断。这两种判断的依据似乎截然不同。"

这一点与他2005年的研究发现相吻合：人们在观看比较刺激的电影时，会觉得时间过得很快，但事后让他们估计电影时长时，他们的估算结果往往比实际时间要长；而如果观看的是比较轻松的电影，情况就正好相反。也就是说，你在当下可能会觉得时间过得很快，但事后回想起来时，又会觉得那段时间很长。那么，究竟哪一个才是对时间的"真正"感知呢？在上述案例中，观看刺激电影的时长是更长还是更短？似乎这两种判断都是大脑产生的错觉，而你的感知取决于你在不同的时刻选择相信哪一种。

我和威尔顿预约了一次视频聊天，看他能不能对此给出解释。之前我采访过他，知道他虽然脾气不好，但却是一个迷人的大师，和他聊天非常有趣，因为他博学多识，知道过去30年来对于时间感知的任何研究细节，同时，他也愿意直率地告诉我他认为某些理论都是扯淡（一般的科学家通常会说："这种理念很有趣，但有诸多问题……"）。

威尔顿告诉我，对于当下时间的感知，目前还没有特别深入的研究。他说："对于这一方面，更多的是猜测，只有少部分研究。"关于时间感知的研究并不少，但大多数研究要么是事后对某件事持续时间的判断，比如："那段电影有多长时间？""我们聊了多久？"要么就是事前对时间的判断，比如"按下按钮3秒钟"。

不过，还是有少数人在研究即时时间感知，这对我来说是个好消息。我并不想在事后回想时感觉两周的假期十分漫长，我想要控制当下对时间的感知。如果可以的话，这将是我一直以来所追求的心智灵活性的终极用途。试想一下，如果你可以选择像那场车祸的慢动作一样，记住每一秒的回忆，记住婚礼誓言的每一句话，记住每一个想法，生活岂不是充满了意义，变得更加丰富多彩？当你感觉无聊、时间停滞不前时，如果能有办法让时间加速，岂不妙哉？

不幸的是，要做到这样并不容易。我这样做，其实是在试图抓住人类意识的本质：一种神秘的感觉，有一个"我"生活在叫作"时间"的另一个神秘物质当中。在人类历史的进程中，比我更加聪明睿智的人都没有解开这个难题。

此外，我不仅要试图理解意识本身，还要在这种意识发生的同时试图改变它的本质。也就是说，我想要做的，是选择感受某一种错觉，而不是另一种错觉，但与此同时我正在经历一种错觉。也许只要你开始将注意力转向时间，你的感受就会发生变化。更令人困惑的是，时间并不是大脑感知到的某种完全不可动的"事物"，至少大脑对时间的认知与对桌椅的认知不同。人们对于时间的感知，以及对其他体验的感知，都源自于同一个大脑，我不禁怀疑人们究竟能不能从大脑内部理解自己的意识经历。

总而言之，思考时间让我感到晕眩，就好像是在仰望夜空，试图寻找自己在宇宙中的位置。从理智上讲，这一切似乎都说得通，但如果要把它跟自己和生活联系起来，很快就会让人感到惊诧不已。此外，这也让我意识到，我们把时间的流逝理所当然地视作一种理解生活的框架，它在我们的生活中扮演重要的角色，不需要我们做什么，它一直在那里默默地流逝着。

然而，有一次我在跟一位一同遛狗的友人聊天时突然发现，并不是每个人都能够有幸感知到时间的流逝。我认识珍妮（Jeannie）已经好几年了，我们俩养的狗狗都是顽皮的牧羊犬，它们喜欢互相围着转圈圈，好像在争执哪一只是羊，哪一只是牧羊犬。珍妮非常可爱，口才很好，说话轻声细语的，但有一种俏皮的幽默感，能在你最意想不到的时候爆发出一阵大笑。我注意到，有时候她看起来似乎有些心不在焉，但我并没有多想，因为我相信自己在"前额叶低功能"的创意状态时看起来也可能是这样。然而事实证明，她之所以看起来心不在焉，是因为自从六年前中风之后，她就失去了对时间的感知。如果不定期查看手表，她根本不知道我们已经在公园待了 10 分钟还是 60 分钟；如果不检查自己的待办事项清单，她也不知道接下来到底是回家做晚饭还是去上班。事实上，很多时候，她都不知道今天是星期几，也不知道现在是什么季节，甚至不知道自己到底是青年、中年还是老年。她告诉我，这种症状叫作"时间流逝失感症"（loss of passage of time syndrome），它听起来既可怕又迷人。

　　几个月后，我去珍妮家跟她一起喝茶，了解到了事情的来龙去脉。在中风出院的几周后，她正准备开始恢复正常的生活，却发现有些不对劲。"我早晨起床准备送孩子去上学，在洗澡的时候丈夫过来对我说：'快从浴室里出来！'我以为自己只在里面待了一两分钟，结果实际上已经 40 分钟了。"

　　六年过去了，类似的事情仍然在不断地发生。她告诉我，最近有一次她在工作时去查看公告板，没过多久就有一个同事过来找她，说她已经消失了 20 分钟，有其他地方需要她过去。"你觉得自己在那里待了多久？5 分钟吗？"我问她。"不到 5 分钟。"她答道。

　　这非常有趣，因为人们通常认为，幸福的终极状态就是走出时间的束缚，享受心智的自由流动。但据珍妮所说，她并不建议你长期保持这种状态。

"这是一种可怕的、不受束缚的感觉，"她说，"每个人体内都有一个时钟，用来对时间做出基本的判断。但对我来说，自己好像被什么东西拖走了一样，不知道去了哪里，而那个可怕的地方没有时间的概念。这给我带来的感觉并不是自由或愉悦，而是一种空虚的恐惧，就像100种不同程度的'迷惘'累加在一起。"

听珍妮讲述着无法感受时间的种种遭遇，我发现能够有某种时钟作为依据，显然对我们的情感和认知健康至关重要。大多数心理学家认为，大脑中可能的确存在某种时钟，负责着时间的感知。他们之所以这么认为，是因为动物实验表明，如果按时对动物进行喂食，那么不论是鱼、老鼠、海龟还是小狗，都会知道什么时候会出现食物，而如果在特定的时间里没有食物，它们就会表现出些许不满。心理学家推测，只有人类会在当下感受到时间的流动，当然，除非有其他物种也有真正的意识——也许会有，但那就要另说了。

解释时间感知的经典理论被称为"起搏器-累加器模型"（pacemaker-accumulator model），这一理论认为人对于"当下"的感知由注意力引导，而注意力则类似于打开人类内部时钟的开关。时间的流逝被暂时储存在一种"累加器"中，以便在需要时进行计算。

当我们想要计算出某件事持续了多长时间时，便需要通过记忆来访问累加器，然后计算时间。访问累加器时，我们用到的不是注意力，而是通过记忆对刚刚经过的时间与记忆中的时间跨度进行比较。不管所谓的"内部时钟"位于人体的哪个部位，它都是由多种认知过程驱动的。这让我想到一个比喻，你一次只能选择修补机器的一个部件。

心理学家知道，这是存在于我们脑内的心理时钟，而不是任何对时间的物理测量，因为身体和大脑如果发生了变化，对于时间的感知速度就会发生改变。不管是对身体或者头部进行加热（不管你信不信，有一些实验的确用加热过的头盔来使头部保持温暖），还是服用安非他命或其他增加大脑多巴胺的药物，都会让人的内部时钟加快速度——因此，人们对于特定刺激的时长估计往往与实际时间相去甚远。一些强烈的情绪，比如恐惧和愤怒，也有同样的作用，我在经历车祸时体验到的慢速时间正是出于这种原因。当强效药物和强烈情感影响到大脑的运作时，我们对于时间的感知就会发生巨大的改变。

接下来的内容有些难以理解，因为更快的内部时钟并不意味着你当时感觉到的时间流速变快，而是会让你觉得时间更长了：当你去计算经过的时间时，内部的时钟比实际的时钟走过了更多秒，你所感知到的时间会变长，所以在回想起当时的情况时，你会觉得时间过得很慢。

这很好地解释了为什么在心理学实验中时间是非常不稳定的概念，如果要针对某种特定情况说出时间究竟是变快了还是变慢了，你可能会得出两种不同的答案。观看一部令人兴奋的电影时，内部时钟会加快运转，因此看似时间飞逝——但当事后回想时，因为内部时钟走得更快，所以你对经过时间的估计往往大于实际时间。同样，如果我真的找到方法减慢了内部时钟的速度，也很难说它会让时间变快还是变慢。虽然从表面上看，内部时钟速度减慢，时间也会变慢，但这同时会导致"累加器"里的时间变少，而累加器的时间减少又意味着你所感知的时间变少，也就是说时间其实是变快了……这真是令人费解。"你不是唯一一个感到困惑的人。"威尔顿如是说。

为了能让自己更好地理解这一切，我决定根据目前所看到的相关资料，记录自己在特定"时刻"下对于时间的体验，根据我的感受和注意力的不同，看看是否会呈现出某种规律。因此，在威尔顿和丹·扎凯（Dan Zakay）——丹也是一位资深的时间心理学家，现就职于以色列的私人研究中心荷兹利亚跨学科中心（Interdisciplinary Center Herzliya）——的指导下，我设计了自己的实验。

虽然说我也很喜欢被关在没有窗户的房间里用电流刺激大脑，但本章所涉及的实验似乎并没有去实验室的必要。涉及时间感知的实验室实验通常会在你完成某件事之后询问你：时间的流逝与时钟速度一致、更快还是更慢？我认为自己完全可以做到这些，只需要在生活中注意时间的变化就可以。

我开始记录自己对时间的主观感知（比实际时间更快、更慢还是保持一致），同时会在事后对某项活动的持续时间做出判断。为了做到这些，我会在某项活动开始时在手机上设好秒表，然后将屏幕扣在桌面上，在结束时停止计时，同时保证自己看不到时间。随后，我将自己对时间的估计和手机上实际显示的时间进行对比，对比结果见下表。

	预测的持续时间	实际持续时间	预估结果	对时间的感觉	当时的心情
晚餐时斥责完孩子之后的沉默	6分钟	3分钟	高	慢（难熬）	生气
与儿子一起拼乐高（并享受其中）	15分钟	32分钟	低	慢（享受）	放松、投入
上网（在本该工作的时间）	15分钟	5分15秒	高	慢（难熬）	无聊、自责
安静地享用午餐（冥想静修期间）	20分钟	40分钟	低	慢（享受）	放松

滑旱冰	20分钟	40分钟	低	快（享受）	开心、享乐
深呼吸、身体冥想 （日间休息）	30分钟	40分钟	低	快（享受）	专注
匆忙赶时间 （孩子要上学的早晨）	20分钟	30分钟	低	快（焦虑）	恐慌
10小时跨大西洋航班上 （专心工作，然后看电影）	5小时	8小时	低	快（享受）	专注／娱乐

表3　我在当时与事后对时间的估计，以及当时的感受

　　我的实验结果与约翰·威尔顿的发现一致：在当下对时间的感觉不管是快还是慢，与我事后对持续时间的判断几乎无法匹配。有些时候，例如跟儿子一起拼乐高时，时间过得很快，这导致事后我对时间的估计远少于实际的时间，但在当下因为我专注于手头的事情，所以我感觉到的时间变得很慢。而在其他时候，我能清楚地意识到时间在流逝——比如在餐桌上责备儿子之后尴尬的沉默——这时我对时间的估计大约是实际耗时的两倍。这种情况下的时间感觉也很慢，但是是不好的那种慢。同样，对时间的估计低于实际耗时既可能是好事，也可能是坏事，这取决于我在度过这段时间时是开心享受，还是在疯狂地与时间赛跑。

　　这一切非常晦涩难懂——更糟糕的是，扎凯警告我不要对实验结果过分解读，他认为我的结果不够科学严谨。"你事先知道自己要做什么，也知道预期结果，"他说，"例如，如果你知道在A条件下感知到的时间要长于在B条件下所感知到的时间，那么你在A条件下，可能会等待更长的时间才按下秒表。造成这种

实验结果的并不一定是对时间的感知有所不同，而是因为你可能在潜意识中知道会产生怎样的结果。"

这是心理学研究的另一个基本特征：接受测试的人不应该知道测试的目的。期望的力量可能会无意识地扭曲试验结果。这并无大碍，但如果有人想将研究成果付诸实践，至少应该跟我一样做出尝试，不管是否带有主观认知偏见。

但我的实验结果令人困惑，而且没有揭示出特定心理状态影响时间流逝感知的明确规律。感觉时间变慢，有可能是好事，也有可能是煎熬，而消极的情感有时会让时间变快，有时会让时间变慢。

如果我很难衡量自己对时间的感知，那要如何去改变它？我目前还没有得到明确的答案，于是决定跟着感觉走，开始运用一些我在不同研究中学到的小技巧。

时间超控实验1

(偏 头 痛 的 一 天)

威尔顿最新的研究证实了大多数人已经知道的事情：当你感到快乐时，时间似乎过得很快，而难过时时间则会过得很慢。但你自己能否掌控这种情形，目前还不太清楚——虽然对此我有一些疑问，但仍然愿意尝试一下。

跟威尔顿视频聊天之后的第二天就是我尝试的绝佳机会。对我来说，经常性偏头痛是女性荷尔蒙带来的一种乐趣——虽然我讨厌它，但它的好处是每次到来都很有规律，可以预测。当我感觉脖子开始不舒服时，就可以保证我将会以一种头晕目眩的状态度过接下来的 36-48 小时。尤其是当止痛药开始失效，却又没到下一次服药时间的时候，我都能痛苦地感觉到时间仿佛被无限放慢了。

为了让这次的头痛能更快地过去，我先是打算改善自己的情绪。我并不会对此抱太大的希望，因为作为一名记者，我本身有很多工作要做，加上头痛的影响，脾气不会太好。但为了科学，我下载了自己最喜欢的喜剧播客——《亚当和乔的脱口秀》（*the Adam and Joe show*），他们两个人总是能让我捧腹大笑，因此如果说有什么能改善我的情绪，那一定非他俩莫属。为了避免耳朵太疼，我把音量尽量调低，希望这么做能让我心情好一些。

结果，我的确开心了一点儿，但听了 20 分钟就受不了了，而且觉得这 20 分钟非常漫长。事实证明，对于偏头痛的我来说，他们出了名的基于歌曲的幽默调侃有点儿太过了。除了听节目，还有一种缓解情绪的方法，那就是找一件需要全神贯注地投入情感或技能的事情。但这似乎也不太容易，我的头太疼了，两只眼睛无法同时睁开，所以根本没有办法集中注意力，更别说保持专注了。这样一来，如果想要改变对时间的感知，我就只剩下一个办法了：放弃挣扎，去睡觉。我非常想这么做，但现在我得去送孩子上学。于是，我戴着帽子，睁一只眼闭一只眼地出发了。

实验结果？偏头痛：1分；时间超控：0分。

正在思考下一步该做怎么办时，我突然发现了一个新的时间感知理论，它主要讲的就是如何改变当下对时间流速的感受——听上去似乎非常适合我。德国弗莱堡心理学和心理健康前沿研究院的马克·威特曼（Marc Wittmann）提出了"身体时间"（body time）的概念——这听起来比"大脑里看不见的内部时钟"要靠谱得多。

马克·威特曼在弗莱堡的办公室通过视频聊天告诉我，我们对于时间的感知总是与注意力相关。其实我猜到会是这样——有了持续专注、焦虑、导航和创造力的相关知识，我开始觉得一切的关键就是注意力。但他告诉我，对时间感知来说，重要的不仅是我们把注意力聚焦在外部世界的什么地方，更是我们的注意力集中在身体内部的什么地方。他甚至说，时间是在某一个特定的时刻下，在我们身体内部发生的事情。

他说："说一个人正在'关注时间'其实是没有意义的——心理学家经常这么说，但我们真正在关注的究竟是什么？我认为，你在关注时间的时候，实际上关注的是自己的身体和精神。"

威特曼甚至提出，大脑对于"当下"时间的判断最适合的部位应该是岛叶皮层（insular cortex）。这一区域在大脑的什么位置？在两侧耳朵上方大约一英寸，想象一下顶部褶皱皮层的最深处，下方的皮层就是岛叶皮层，它在大脑的两侧各有一个。

岛叶皮层在大脑中主要负责追踪身体感觉、处理情感。将身体和情感的信息无缝结合，我们便对自我有了认知。威特曼指出，这会让我们感觉到"自我"在时间中穿梭。说得花哨一点，那就是：岛叶皮层让"我"处于"时间"之中（the insula puts the "me" into "time"）。

"身体时间"的概念与内部时钟模型并非完全对立，相反，它与这一理论非常贴合。威特曼说："你可以认为'累加器'计算的是我们身体发出的信号。"这同样适用于注意力开关——我们是否将注意力集中在这些身体信号上。

威特曼在这一方面也有相关的研究，主要关系到有意识的关注下某个时刻的持续时间。我们大脑中关于生活的记忆似乎一直是无缝连续的，但实际上，所谓的"当下"转瞬即逝，之后要么被存储在记忆中，要么被完全遗忘。如果我想要延长这一刻或者忽略它让它自行消失，那么我应该知道自己要面对的是什么。

我们一般认为，心理上的某一时刻大约持续 2–3 秒，几年前的一些巧妙的实验证实了这一结论：心理学家将电影中很短的一个片段打乱，观察人们能否注意到这样的异常。实验证明，只有被打乱的片段超过 2–3 小时，人们才会注意到，并且感觉到情节错乱[1]。

有趣的是，这种短暂的"当下时刻"在我们的生活中随处可见。问候和道别（包括拥抱、亲吻、挥手、握手等）的平均持续时间为 3 秒钟，如果任意一个动

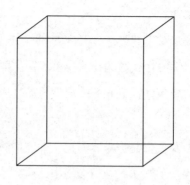

图 14　内克尔立方体

作的时间超过 3 秒，尤其是面对陌生人时，你们两个人肯定会感到尴尬。

更有趣的是，威特曼所做的一些实验表明，经过足够的训练，我们的确有可能将这一时刻延长。他让一组冥想专家和一组从来没有冥想过的人分别观察一些通常会有两种解读方式的错觉图像，比如著名的内克尔立方体（见上图），你既可以将之看成斜线朝上，正面在右上方，也可以看成斜线朝下，正面在左下方。威特曼说，通常情况下，你所看到的两种形状切换的间隔是 2-3 秒。

当要求两组测试者尽可能长时间地保持看到的图像不变时，冥想专家能够坚持长达 8 秒，比对照组的平均时间多 2 秒。

通过将注意力集中在身体或精神的某个方面，就可以让当下的时间延长，听起来这种让人感觉时间变慢的方法非常友好。看来一切又回到了我的正念冥想训练：专注于身体或精神体验的细节，比在梦中游荡要花费更多的时间。

不过，这种方法并非在所有情况下都适用。我也是付出了一定代价才发现了这一点。在为期八周的正念冥想课程的最后一天，我惊讶地发现自己非常享受课上的两个小时，因此在课程结束后，我又报名了吉尔老师一整天的静修课程，想体验一下持续七个小时的冥想练习是什么样的感觉。

　　结果，静修课程偏偏赶上了我偏头痛的第二天。我本以为一整天的深呼吸放松能给我带来好处，甚至能让我有办法"忍受痛苦"，看淡一切。但事与愿违，那一天是我生命中除了怀孕生孩子住院那两天之外最漫长的一天。每一次吉尔让我们"注意感受周围有什么"时，我就会注意到自己头痛、脖子痛、恶心想吐。每次她让我们注意身体需要什么时，我就想："我的身体需要到那边的沙发上去睡觉。"一天快结束的时候，我非常沮丧，感觉随时要爆炸了，以至于在最后半个小时里，我都一直坚持努力咬住自己的舌头，防止喊出："赶紧下课吧！！！"

　　我从可靠渠道得知，正念可以帮助你管理疼痛，但它需要经过练习。在实验中，研究人员分别对两组人进行了同样的疼痛刺激（用热的东西接触他们的皮肤），其中一组人看到的时钟比实际时间走得快，好让他们误以为时间过得比较快，而另一组人的时间是正常速度。结果，时钟较快的那组人感觉到的疼痛比另一组要轻一些。[2]但究竟能否通过改变大脑内部的时钟来取得同样的效果，目前尚不清楚，在这方面我找不到任何相关的研究，而且我那次《亚当和乔的脱口秀》实验或许证明了这并不可行。

　　而全天不断的正念冥想经验也表明，让每一个痛苦、恶心的瞬间都成为永恒，其实并不是什么好主意。我把这种经历告诉威特曼，他看起来非常震惊地说："你不应该那么做，因为你有很强的自我意识，能强烈地意识到自己的偏头痛。疼痛是非常有效的时间调节器——痛苦时，你感受到的时间会被拉长。"所以，头痛本身就可以让我感觉到时间被拉长，而我却通过七个小时的冥想让时间进一步变

第 五 章　　时 间 感 知

慢。真是太棒了，卡罗琳。

我从这件事中得到的教训是，如果你本身就已经很痛苦了，那么正念冥想可能并不是什么好主意。但是，如果碰巧你正在享受美好时光，那么通过正念来感受你所看到、听到、想到、感受到的一切，是延长此刻的绝佳方式。

那么，我们能否让时间加速，以度过每一个难熬的日子或漫长乏味的旅途呢？约翰·威尔顿认为，这同样存在问题，因为当有人说"时光飞逝"时，他们谈论的一定是已经过去了的时间。"人们常常会说：'我看书看得入了迷，抬头一看时间，已经10点钟了，因此时间一定过得很快。'实际上，他们并没有感觉到时间的快速流逝，而是根本没有感觉到时间的存在。"

近年来，威尔顿和他的同事提出了这个此前几乎没有人想过的问题。"我跟几位研究时间的心理学家聊过，他们说：'既然你提到了这个问题，真的有人感受过快速流动的时间吗？'从某种意义上说，你无法感觉到，因为你不可能在现实中快进时间。"

这样看来，想要快速跳过某一段痛苦的经历似乎并不可行，至少目前如此。一种可能的方法是通过睡眠来摆脱对时间的感知，或者找到一些能让你全身心地投入其中、完全忘记时间的事情。威特曼建议，看电视是最好的办法之一。如果其他方法都不奏效，虽然你不能让时间加速，但它至少可以让你几乎忘记时间的存在。然而，这与我想要达到的通过精神控制时间流逝的目标完全相反。

根据威特曼的"身体时间"理论，另一种方法是想办法加快身体发出信号的频率。如果岛叶皮层是根据你身体发出的信号来决定所感受到的时间快慢，那么在你无聊时，也许可以通过锻炼来让时间加速？威特曼认为这是其中的一个因素。"一共有两个因素在起作用，一是对时间的注意力——这是指注意到自己的身体；

二是激活。激活并感知自己的身体，也可以影响到你对时间的感知。"

威特曼指出，当你在锻炼身体时，会感觉到时间加速，此后，对于身体信号的持续关注会让你恢复到平静的正常状态。"比方说，我慢跑了一个小时，之后平静了下来，但感觉自己仍然非常活跃，能非常清楚地感受到时间中的自己。这时，我会觉得周围的一切似乎都变慢了，因为我的身体已经被激活，能更强烈地感受到自己。"

为了分别测试大脑活动和身体活动对时间变化的影响，我安排了一个周六进行高强度的时间感知实验，我将在同一天内体验到两种极端。我先是参加冥想静修训练——谢天谢地，这次我没有偏头痛。之后，为了对比，晚上我会和家人一起去滑旱冰。与几个小时静坐、静卧和动态冥想（实际上只有我的注意力在不断移动）相比，听着动感舞曲进行几个小时漫无目的的锻炼（外加对于儿子摔坏骨头的轻微焦虑），到底会让时间变长还是变短呢？

果不其然，滑旱冰时，我感觉时间过得飞快。头 40 分钟在我的感觉里只有 20 分钟，而且我听着震耳欲聋的音乐，沉浸在欢乐之中，假装自己回到了 13 岁，兴奋得几乎忘记了看时间。这一切都很好地印证了"身体时间"理论：我在做运动，所以身体信号的发射速度加快，而我全神贯注地听着音乐，完全没有注意到时间，因此时间在不知不觉中飞速流逝。虽然墙上有一个巨大的数字时钟，我也很清楚地知道已经超过了儿子的睡觉时间，也意识到他如果跌倒会引发灾难，但这样的身体锻炼仍然让我感觉到时间过得飞快。

而在白天的冥想过程中，我对时间的体验有快有慢。如果要对白天的体验做一个综述，我会说感觉时间过得很慢——虽然第一节课过得很快，感觉比 40 分钟要短许多。有趣的是，那节课主要是关于身体意识的冥想。

随 心 而 流

以上所讲的都是让时间加快和减慢，而之前我为自己设立的挑战是改变自己对当下时间的感知，现在看来，我似乎成功了。我不会用深奥的理论说明自己利用神经的可塑性改变了大脑对时间的感知方式，但可以肯定地说，我学会了一些改变时间感知的技巧——我的大脑可能变得更灵活了。因此，从这个意义上讲，我成功地完成了挑战。

心理时间感知其实还有另外一种状态，那就是进入一种时间彻底消失的境地。这就又回到了之前所提到的"心流状态"概念。在波士顿我已经进行了相关的练习，但当时还不知道它会对我的时间认知造成什么改变。现在，我已经进行了一年多的心流状态练习，可以说是游刃有余了，因此很想了解一下时间心理学家对其他进入心流、忘却时间的方式有什么看法。

约翰·威尔顿给我说了一项鲜为人知的研究：美国威斯康星州麦迪逊大学的职业治疗师伊丽莎白·拉尔森（Elizabeth Larson）一直在研究伤残病人对于时间的感知，她认为，如果能搞清楚什么样的体验可以使人进入愉悦的"心流"状态，那么他们就有可能对这些病人生活中的某些方面做出调整，从而让他们感到更轻松愉悦，压力更小。如果有一些事情可以让他们进入"时间飞逝"或者"忘却时间"的状态，也许能够帮助他们获得更多的幸福感，而且我们所有人似乎都可以从中获益。

拉尔森发现，根据当前情形所带来的挑战与自身技能之间的关系，我们对于时间的感知呈现出一种不对称的钟型曲线（见下页图），如果我们正在做的事很

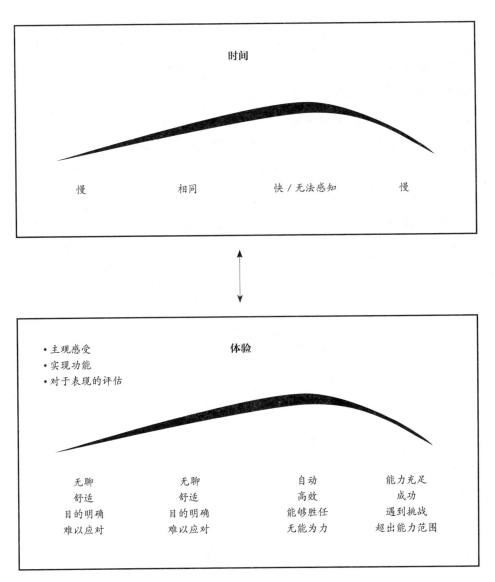

图 15　拉尔森的心智模型。来源：拉尔森和冯·艾，《生态心理学》，18（2），第 113-130 页

简单，不需要过多思考，就会感觉到时间很慢或者接近真实时间；但如果我们遇到的挑战刚好与我们的技能相当，就会进入一种"放松、就绪"的"心流"状态。在波士顿的实验中，他们根据我的水平把电脑上的练习进行调整后，我体验到的就是这样的状态。另外，如果我们目前所进行的活动超出了自身的能力范围，就会被毫不客气地赶出"心流"状态，同时感到时间越来越慢，仿佛静止了一样。

　　这让我想起了自己第二次感到时间变化的经历——感觉并不漫长的长途飞行：被困在一个大型金属容器中，如果在醒着的大部分时间里没有互联网信号，又会是一种什么样的体验？

时间超控实验2

$$\left(\begin{array}{c}\text{伦 敦 到 亚 特 兰 大 的}\\ \text{10 小 时 飞 行}\end{array}\right)$$

在预定前往罗素·爱普斯顿在费城的实验室以及去堪萨斯州拜访利拉·克里斯科的行程时，我觉得亚特兰大是一个非常合适的中转地。飞行时间10小时，早上9点30分出发，在亚特兰大停留3小时。这将会是漫长的一天。

不过往好的一面看，这是我几周以来第一次拥有一整天的时间，不需要遛狗，不需要安排晚餐，也不会有人跟我聊天或者拼乐高。在整个飞行途中，我需要做的就是继续完成自己最近正在努力适应的工作，累了的话还可以让好心的女士帮我拿一杯红酒，然后放松地看一部电影。真幸福啊。

有全职工作或者没有孩子的人可能无法理解我为什么会对一整天的工作感到兴奋，但对我来说，这是一次难得的机会，我可以全身心地投入到自己感兴趣但又有适当挑战的事情当中。简而言之，心情好的时候，工作会让我达到拉尔森钟型曲线的顶峰。这与2001年心理学家瑞吉娜·康提（Regina Conti）的一项研究吻合，该研究发现，你做一件事的动机非常重要，出于自愿和被他人要求会造成完全不同的结果。只有你选择为自己做一些事情时，才不会有"时刻盼望结束"的煎熬感。

你猜怎么着？旅程时光飞逝。我总共码了3000字（部分文字在后来修改时并未被删除），并且非常享受自己全身心投入工作的 8 小时，我甚至开始觉得，没有网络的长途旅行或许就是我所需要的生产力工具。8 小时之后，我完成了所有计划事项，于是收起电脑，点了一杯百利酒，开始看电影。不知不觉间，我已经到了亚特兰大。

看来真的没错，如果能让大脑全力投入，你不仅会在当时忘却了时间，还会在事后回想时认为时间过得很快。即使是经过舟车劳顿之后再去回顾这一天，从伦敦到亚特兰大的长途跋涉似乎也没有那么糟糕，真是皆大欢喜。

请不要问我之后在亚特兰大中转的 3 个小时是什么感受，那个时候我已经非常疲惫了，无法继续工作，那里的国内航站楼没有商店，大厅里的电视屏幕也只能看橄榄球比赛。在无聊和疲倦的状态下，3 个小时感觉比之前全身心投入工作的 10 个小时还要漫长，我用尽了各种方法想让时间加快，结果都无济于事。真该死。

本次实验结果，长途飞行：0 分；时间超控：1 分

中转停留：1 分；时间超控：0 分

这样看来，拉尔森似乎是对的：想要走出时间，一种方法就是全神贯注于某项任务。但如果你已经百无聊赖，没有精力让自己达到那种状态呢？或许我们需要重温一下威特曼的"身体时间"理论。如果说对于时间的感知主要依赖于岛叶皮层所处理的身体信号和情感信号，那么，如果让它接收不到任何刺激会怎样？或者，假如你被各种各样的感官淹没了，岛叶皮层根本无暇顾及身体信号，又会怎样？

冥想者在静下心来让思绪飘飞后体验到的那种感知不到时间的状态，也许正

是因为其让大脑免于受到身体和情感的刺激。让自己沉浸在音乐中，尽情释放情感，任由情感淹没你的身体信号，这样的话，你可能会毫不费力地进入这种状态。虽然充其量这只是猜测，但威特曼似乎十分肯定。"当然了，"在我提出这种方法时，他完全同意地说，"就好像是快速冥想。"

威特曼说自己泡在盐水浮力池里时也会有失去时间的感觉，那是高档水疗会所或者专门的漂浮中心的一种减压工具。盐水浮力池里的水温与体温相同，盐度正好可以让身体漂浮。泡在其中，由于你的身体完全靠盐水的浮力支撑，根本感觉不到身体与池水的界限，所以人很快便会进入一种平静的状态，生活中的压力也会因此一扫而光。

"我在里面泡了两个小时，任凭思绪飘飞，感觉没过多久突然就结束了。第二次去的时候，我有了跟冥想者一样的极端体验，"他说，"身体浮在池中，思绪放空，我感觉时间蒸发了。"

多年前我在泡盐水浮力池时也有过类似经历，虽然当时我花了很长时间才敢放心地放松颈部，让水来支撑我的头部。我能够理解威特曼的感受，那感觉就像是你在晚上就要睡着之前的梦幻状态，完全感受不到自己的重量，一切都很平静，也感觉不到时间在流逝。

这一切说明了什么？对我来说，学习掌控自己对时间的感知已经取得了部分成功。虽然我还没有找到方法让自己加速无聊或者痛苦的时间，但也许真的没有合适的方法。目前看来，时间的感知似乎是来自于大脑和身体正在发生的事情。因此，如果精神和身体都感到紧张，困在时间里，那么唯一的解决办法应该就是告诉其中一方——无论大脑还是身体——无须紧张。这里有一些似乎有效的策略：锻炼或者听音乐，又或者，如果你不是特别难受的话，可以选择全神贯注地投入某件事来让自己忘却时间。

但是，如果你想让时间变慢，就需要学会关注当下正在发生的每一个细枝末节。这样虽然不会感到时光飞逝，但你更有可能记住过程中的乐趣。

随着年龄的增长，我们会感觉时间越来越快，那么这些方法能不能阻止这种现象的发生呢？威尔顿的最新研究认为，所谓"越老时间越快"的现象是否存在，本身就值得怀疑。他的实验中有两组研究对象，一组是六七十岁的老人，另一组是年轻的大学生。研究内容与威特曼之前的实验类似，智能手机应用程序会打断受测者正在做的事情，询问他们在做什么、感觉如何以及时间过得有多快。研究发现，不同年龄段的人，无论年轻人还是老年人，对于当下的时间感知似乎并没有显著的区别，唯一能改变他们对于当下时间感知的，是他们正在做的事情和做事时的心情。

换而言之，不管你年龄多大，如果你现在很开心，或者全身心地投入在当前正在进行的事情中，那么你就会感觉时间过得很快；相反，如果你心情不好，或者感觉无聊，就会觉得时间很慢。对于当下所感知的时间来说，情绪和注意力起到了关键的作用，年龄似乎不会造成任何影响。"人越老感觉时间越快，这一想法并未得到证实，"威尔顿说，"我不知道为什么有人会这么说，但我们的确经常听到这样的说法。是因为这并非事实，还是因为其实就是如此，只是我们不够聪明，无法测量感知的时间？"

我认为，之所以常常有人这么说，是因为大多数成年人跟我一样感觉时间过得一年比一年快，但这其实跟在某个时刻当下的感受没有任何关系——而且，我们也无法证实时间是不是真的变快了，因为不可能让时间倒流，回到15年前去对比当时与现在对于时间的感受。威特曼10年前的研究，以及世界各地其他的类似研究都发现，人们对于时间的感知都有一个相同的错觉：随着年龄增长，人会觉得过去 10 年过得尤其快。如果少于 10 年，时间的流逝似乎跟钟表上显示的速度一样——因为它的确如此。

这一切给我的启示并不是我们应该让生活充满新奇与乐趣，好让过去的这10 年看上去不会飞逝（目前我们甚至都不知道这是否真的可行）。相反，我认为更明智的做法应该是，不要过分关注已经飞逝的过去——因为虽然我们感觉时光如白驹过隙，但其实它的速度并没有变化——而是把注意力集中在此时此刻。我知道，说起来容易做起来难，但这么做绝对值得。

最后需要提醒大家的是，在最近的一项研究中，希尔维·德鲁瓦·沃莱再次通过电影来控制受试者的情绪，并观察人们对时间的感知。不同的是，这一次她把接受测试的人分为两组，并告知其中一组之前关于人类情感与时间感知关系的相关研究结果。新的研究表明，只有在不知情的状态下，情绪才会影响到人对时间的感知。如果你已经知道自己对不同电影应该有什么样的感受，即喜剧电影很短，而恐怖电影很长，那么实际上在实验中，你并不会达到这样的预期。我自己的实验结果（表 3）之所以不能说明什么问题，也许就如扎凯所说，是因为我事先对事情的走向有所预期。如果你已经读完了本章的所有内容，那么很有可能因此而幻想破灭，对此，我深表歉意。

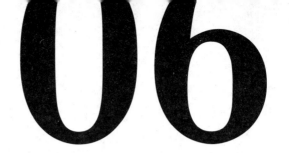

第六章

数字焦虑

如 果 你 觉 得 数 学 很 难 , 请 别 担 心 , 我 向
你 保 证 , 我 在 数 学 上 遇 到 的 困 难 比 你 还
严 峻 。

——阿尔伯特·爱因斯坦（Albert Einstein）

关于时间和意识的本质，我们已经用了很多篇幅来探讨，因此我决定接下来讨论一些具体可见的问题。虽然我也希望这个所谓的更具体的事情不是数学，但事已至此，我已经没有了其他选择。最近，我给自己设定了一个挑战目标，想看看有没有可能改善我原本以为的先天因素：我的大脑就是对"数字"不感冒。如果说我的大脑有什么基本功能需要得到改善，数学绝对是不二之选。

如果大脑得到改善，我绝对获益匪浅：数学能力与逻辑推理能力有关，而几何学等抽象问题所需要的思维能力，也有助于满足我对于空间思维的需求。而且，在工作上，数学不好让我出了不少糗，尤其是几年前担任《新科学家》（*New Scientist*）杂志编辑的时候。

《新科学家》杂志的口号是："服务于探究真相之人"（For people who ask why）。在那里工作的所有人几乎都符合口号的描述：他们小时候就是那种对一切都充满了各种问题的学生，常常问得老师不胜其烦，就连助理编辑也不例外。除此之外，他们还有一些近乎病态的要求，所有内容都必须语法正确、字面完整、符合事实。他们的工作就是作为杂志出版前的最后一道防线，找出一切歧义、错误和不切实际的内容。刚开始做兼职记者的时候，我非常害怕他们：我会把他们想象成一群鬣狗，在我精心写下的文字旁虎视眈眈，吞噬掉最有营养的部分。但事实并非如此，他们大多很可爱，尤其是我当时的主编，已故的约翰·利布曼（John Liebmann），他非常执着于把一切都做对，甚至话说到一半时还会停下来纠正自己的语法和事实错误。他需要花很长的时间才能字斟句酌地完全表达自己的观点，如果你正在赶截稿日期，这可能会让你非常头疼。但当他说完一句话时，你会非常确定，他说的绝对没错。

在与助理编辑的一次谈话中，我把数字技能加入了需要改善的大脑能力清单。

第 六 章　　数 字 焦 虑

当时，我正在为一篇文章制作数据图表，助理编辑肖恩对我的数据提出了质疑。我当时的回答并不是很好："呃……好，让我看一下。我的数学有点烂。"肖恩满脸疑惑地看着我，问："那你准备怎么办？"我有些不知所措，咕哝道："不怎么办……我就是没有数学头脑，没法改进。"他盯着我看了一会儿，然后摇了摇头："我不明白，你自己明明知道问题，却不去想办法做出改变。"

这是第一次有人对我关于数字头脑的看法提出质疑，此前我一直以为，擅长数字或不擅长数字都是与生俱来的，无法改变，而我就是没有数字头脑，不擅长算数。作为编辑、作者，我并不觉得这有什么影响，一个人不可能什么事情都擅长，总会有短板——而只要时间允许，我可以靠计算器来帮自己达到目的。此外，我也经常会让别人帮我检查数据是否正确。

虽然这听起来有点像在为自己辩解，但我想要声明的是，我并不是唯一一个这么认为的人。据估计，每四个人中就有一人非常厌恶并且已经放弃了数学，他们会因为在压力之下完成数学问题——比如在服务员站在身边等待的时候计算自己应该给多少小费——而感到惊慌失措，更有甚者会出现研究人员所谓的"数学焦虑"。虽然听起来这好像是一种症状的名称，但其实不然，它只是对于大多数人在遇到数字问题时感受到的"啊，我不会"更为科学的描述。而我绝对属于这种"数学焦虑"，只要一碰到算数，我就能感受到大脑里门窗紧闭，因此，在大多数情况下，即使是最简单的算数，我也不会尝试着自己动脑筋解决，而是会求助于计算器。

我并非一直如此。11岁时，数学令我尴尬是由于别的原因。当时的数学老师格里菲斯问完问题后会在教室里走来走去，他把手指放在鼻梁上，直勾勾地盯着同学，等待有人能给出答案。最后，班里的沉默让他忍无可忍时，他会叫我起来回答。"那么，卡罗琳，给大家说说吧，好让他们不再痛苦。"通常情况下我是知道答案的，但有时我会装作不知道，好让自己显得不那么自大，那个时候我的数学还很厉害。

然而，没过多久我的数字感就莫名其妙地消失了。我的数学成绩开始下滑，早已不再是全班第一，反而朝着垫底的方向迈进。之后，我就彻底放弃了，从此告别了数学。然而，数学是我作为科学记者所报道的大部分学科的基础，而且会频繁地出现在日常生活中，因此我确实希望自己能重回数学之巅。

令人意想不到的是，人类和大多数动物——猴子、老鼠、狗甚至鱼，都对数学有着一定的理解。大多数生物至少能够分辨出"很多"和"不多"的区别，这说明数学一定是在进化历程中备受青睐的一项基本的生存技能。与其他动物相比，人类额外还有一项技能，那就是能够在抽象中处理数字，把模糊的数字变成实实在在的数量。法国神经学家斯坦尼斯拉斯·迪昂（Stanislas Dehaene）发现，大脑负责处理模糊的"大约数"的是视觉和空间脑区，而处理精确数字时需要的大脑区域与处理语言的区域相同。因此，在某种程度上，善用语言文字与擅长数学似乎是同一回事。这么看来，我已经没有任何借口了。

牛津大学数学教授马库斯·杜·索托伊（Marcus du Sautoy）也认为，并没有所谓的"无数学头脑之人"，即使是占人口总数 5% 的计算障碍症病人，也并非完全丧失了数学能力。他表示，我们都是数学家，因为数学基本上就是发现规律的能力。换言之，可能你并不擅长算术，但你绝对能够发现规律，而发现规律是一种综合技能，其中涉及许多数学知识。作为人类至关重要的生存技能之一，发现规律经过了时间和进化的考验。马库斯·杜·索托伊最近在《卫报》（Guardian）上的一篇文章中否定了"无数学头脑"的观念[1]："如果你看到对称的东西，那很可能是某个动物的脸，它要么是你的捕食者，要么是你的猎物。不管怎样，那些对对称性敏感的动物都能够生存下来。同样，数字感良好的人能够判断自己的部落在人数上处于优势还是劣势，从而做出战斗或逃跑的决定。"

不过，每个人的数学能力显然各不相同，毕竟不是所有人都是牛津大学的数学教授。至于我们为什么会呈现出如此大的区别，则是牛津大学认知神经学家罗伊·科恩·卡多什（Roi Cohen Kadosh）的研究课题。他主要研究不同人的数学倾向如何通过学习形成，同时，性格、推理能力和注意力等因素对数学能力有怎样的影响。听了我的经历之后，他觉得我的主要问题在于失去了自信——对自己不能做到某件事的担心和害怕，一定会让大脑失去本来所需的资源。难道我之所以数学不好，是因为我坚信自己如此？经济合作与发展组织（OECD）最近的一份报告指出，有 54% 的男生和 65% 的女生都认为数学给自己带来了很大的压力[2]，这种现象是不是也出于上述原因？

若真如此，或许拥有数学头脑其实比我想象的更加简单，甚至可能根本不需要花很大功夫去折腾大脑。

罗伊把我安排给了他的学生阿玛尔·萨卡（Amar Sarkar），他最近在研究怎样通过大脑刺激让人克服对数学的厌恶，释放自己隐藏的数学天赋[3]。当然，这并不是阿玛尔的原话。我们在牛津大学见面时，他十分矜持，说话缓慢而谨慎，让你无法从他目前的研究中得出任何过于夸张的结论。他多次强调，我正在做的事——自己尝试各种实验——不具备科学性。他说："你所做的在科学上是无效的，不过对你来说仍然是有趣的经历。"阿玛尔很年轻，他的科学生涯才刚起步，甚至还没有遭遇过科技媒体对他的错误引用，因此我感到很惊讶，一名记者在错误信息的指导下说他能够释放人们内心隐藏的数学天赋，而他竟然表示理解。可能我不该这么说，但其实这种说法并不夸张。阿玛尔最近的一项研究对两组人群进行了比较，一组对数学有厌恶情绪，而另一组没有。经过研究，他发现，虽然没有厌恶情绪的人在现实生活中更擅长数学，但厌恶数学的人其实水平也不赖——毕竟参与这项研究的志愿者基本上都是牛津大学的学生，总体水平并不会很差。他们对数学的情绪似乎与自身的数学能力没有多大关系。

然而，在判断简单的加法运算结果（比如 8+2=10）是否正确时，害怕数学的人速度明显更慢。与此同时，相较于更加自信的对照组，痛恨数学的人表现出了更高的应激激素皮质醇水平。但有趣的是，研究人员增强了右侧前额皮层（位于眼睛上方，额头顶部，主要参与控制情绪反应）的电刺激信号后发现，不仅被测者的应激激素皮质醇水平显著下降，他们解答数学问题的速度也快了 550 毫秒。在美国堪萨斯州时，利拉·克里斯科曾经告诉我，50 毫秒对于心理学家来说已经是相当可观的进步——而就实际应用而言，皮质醇水平的变化更让人印象深刻。皮质醇水平越低，人感知到的压力也就越小，这是你能够明显体验到的变化。通过对大脑简单的干预，能稍微减少一些我们感受到的压力，但它是否能真的让人爱上数学，或者至少让人不那么讨厌它呢？

经过测试，阿玛尔认为我属于数学焦虑的类型，并决定帮我进行为期一周的脑部刺激，还附带一些认知训练，来看看我的测试得分和对数学的态度是否有所改变。

我已经接受过多次脑部刺激，但仍然对此感到紧张，尤其是阿玛尔告诉我他要使用的是电力更大、持续时间更长的经颅随机噪声刺激（transcranial random noise stimulation，简称 tRNS）。

不过，我还是有点兴奋，因为阿玛尔给我戴上了可爱的亮蓝色毛巾布头带——

用来把电极和我的头部连起来。我说这让我看起来很像是英国的恐怖海峡乐队（Dire Straits），但说完后又怀疑阿玛尔是不是知道我在说什么，毕竟他出生的时候，《金钱无用》（*Money for Nothing*）的音乐视频已经发行了四年，而他又在印度长大，我甚至不知道那里的人有没有听说过这个乐队。但他笑着告诉我，尽管恐怖海峡乐队在印度并不是特别火，但他的父母非常喜欢场馆摇滚，所以他从小到大听的都是布鲁斯·斯普林斯汀（Bruce Springsteen）和恐怖海峡之类的音乐。聊起父亲时代的音乐，我发现阿玛尔也有并不保守的一面，同时不禁好奇恐怖海峡乐队的马克·诺弗勒（Mark Knopfler）现在都在做些什么。

接下来就是我再熟悉不过的程序——基准测试（好几页的基础算术题，题目越来越难，每道题都必须作答，不得跳过）和工作记忆能力测试。

随后，他把脑刺激仪器与我的大脑进行连接，并打开了电流开关。"你感觉电流增强了吗？"他问。"没有，"我答道，"我应该感觉到吗？""不。"他神神秘秘地说。之后，我便开始了测试。

与在堪萨斯州的体验不同的是，这次我并没有觉得自己头晕、嗡嗡作响，也没觉察到什么其他的变化。可能是因为利拉对我进行脑部刺激时，主要是为了抑制前额皮层的活动，而阿玛尔则正好相反。也许你会更容易地意识到自己失去了某些大脑能力，但如果是脑力稍有增强，可能感觉并没有多大区别。可以肯定的是，我并没有觉得自己变成了天才，但即便如此，我很快就适应了接下来的测试。一旦知道自己完全具备测试所需的数学能力，能够判断算式结果（例如 $9 \times 3 = 27$）的正误，我就放松了下来，开始专心做题。大声念出答案似乎能帮助我更好地完成测试，于是我一等到阿玛尔离开房间就开始自言自语起来。

接下来几天的内容也大同小异——在第二天和第三天的时候，阿玛尔让我做了一些认知训练，他刚刚完成但尚未发表的实验表明，这些认知训练对数学能力也有一定的影响。训练内容很有趣——我假装自己是机器人工厂的一名工人，必须针对传送带送过来的机器人立刻做出不同的决定：如果机器人手臂断了，按左键；如果是红色机器人，按右键；如果亮起了黄灯，我就什么都不管。我认为这项训练跟之前波士顿的那些类似，是在训练工作记忆和我所缺乏的精神控制技能，而现在我惊讶地发现，自己已经能够轻松地做出决定了。

在之前的"别碰贝蒂"测试中，一旦我的手开始移动，我就几乎没有办法改变自己按钮的决定，而现在，这对我来说已经不是问题了。也许这并不是巧合，因为从那时起，我所做的任何训练都与大脑前额叶的执行控制有关。这次的机器人任务或许证明了我的前额叶控制已经有了些许提升，又或者可能是因为脑部刺激让我该区域的功能得到了加强。今天，我要戴着一顶非常引人注目的橡胶帽来进行脑部刺激。后来，我得知这背后的原理是把对工作记忆的训练转移给一个需要工作记忆的技能（数学）。看来，兜兜转转，一切又回到了工作记忆，不过这次的游戏形式比较有趣——这倒也在预料之中。我告诉阿玛尔自己所做的一切总是与执行功能有关，而他说："你写的书里大部分也是关于执行功能的。"

大脑刺激完成之后，我有一个下午的时间可以在牛津到处逛逛，因此我去了城里的一家书店，想找一本数学复习指南。阿玛尔并不喜欢这个主意，因为这会给他的实验增加计划外的因素，但由于我所参与的并不是真正的研究，我也只会进行两次机器人工厂训练，而不像真正研究那样持续几周，所以他最终决定，额外增加一会儿数学练习也没什么。阿玛尔告诉我，有时候训练了好几个星期也不会看到进展，因为有些变化需要经过很长时间才会慢慢显现出来。

几个星期前我还在家里的时候就想找一本复习指南，但最终作罢，因为我不想因为太早练习而导致基础水平测试不准。当然，这也可能是因为我对数学的厌恶占据了上风：我走进书店，前往复习指南区域，拿出一本针对青少年的数学书，随便翻开了一页，但就像看到书上印了腐烂的尸体照片一样难受，我立刻把书塞回书架，在自己都没有意识到的情况下就已经走出了书店。

这次在牛津，我决定对自己温柔一些，专门选了针对 10 岁孩子的考试复习指南。那天晚上，我动身去附近的迪特科特镇见一个朋友。在火车上，我打开了复习指南，一次只做一道题，并随时翻到书后的答案部分进行检查。也许是因为当天上午的电流刺激对我的大脑造成了一些影响，我惊讶地发现自己其实很享受做题的过程，每做对一道题，我的信心都会增加。最终，我的正确率是 96%，一点儿也不差。

几周后，阿玛尔将测试结果发给了我，结果显示我的数学水平确实有所提高。在长达数页的加减乘除运算的基准水平测试中，我的最终得分是 98 分，而在经过大脑刺激和认知训练后，分数增加到了 106 分。表面看起来进步似乎不大，但阿玛尔认为这很了不起。"得分提高了 8.1%，对于只进行了两次训练的人来说，这已经是非常可观的进步了。"他告诉我，根据其他数据的粗略估计，通常情况下训练只会带来 2% 的分数提升。

但他也指出，这并不意味着另外 6% 的进步也是因为这次的大脑刺激与训练："这一结果的样本容量只有一人，可能有很多原因导致了第二次训练结果的改善。"这可能还涉及期望和均值回归（一条奇怪的统计定律，大概是说第二次的得分总会比第一次的得分更接近平均值）。

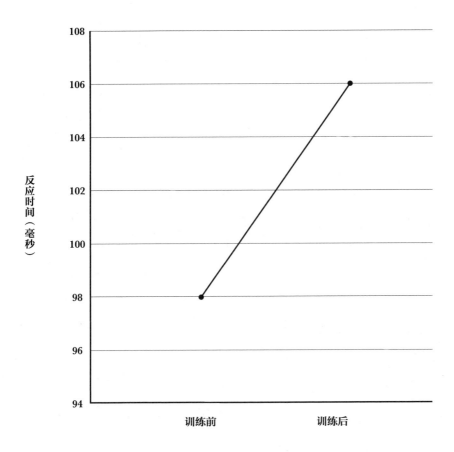

图 16 数字运算得分

　　我当时没有注意到的一点是，在屏幕上每一个计算结果出现前，都会闪现出一些或积极或消极的词语（启动词）。阿玛尔的实验主要基于之前的一项研究[4]，该研究表明，当启动词为"无用""失败"等消极词汇时，数学焦虑者能够更快地做出反应。这一结果非常出人意料，因为能够让人表现出色的往往是积极思考，但是对于数学焦虑者来说，表现是否优秀反而与他人如何看待自己的能力有关，即使启动词蕴含消极含义，他们也能表现得更好。

但是，阿玛尔重复该项研究时并没有在他的样本中发现同样的影响作用（他说可能是因为他的样本中有男有女，而原始研究中的样本只有女性）。但我这个女性是个例外，对我来说，负面的词语并没有任何效果，不管屏幕上的启动词是褒奖还是侮辱，我的反应时间基本都差不多。

负面的启动词之所以能够对一些人产生影响，是因为无意识的认知偏差在起作用。在第二章里，我发现自己的注意力会优先关注沮丧不满的表情，忽略那些笑脸，而通过寻找笑脸的在线训练，我的认知偏差似乎得到了矫正。数学焦虑训练的终极目标也是类似的原理，只不过针对的是人们对于自己数学能力的感知。"这将是一件非常有趣的事情……我们能不能让极度数学焦虑的人不再对消极启动词做出响应，而更多地受到积极启动词的影响呢？"目前我们尚未取得这一效果，但它绝对是这类研究的主要目标——它也许不能让人爱上数学，但至少能让人不再对数学怀有消极的情绪反应，无论有意为之（"我就是做不好数学"）还是无意识的流露（"哦，我好像会在不知不觉中远离书店的数学区"）。阿玛尔对此表示同意，他一如既往地小心谨慎说："是的，我想这应该是比较理想的结果。"

虽然对于在计算公式出现前闪现的积极或消极的词语，我并没有表现出被影响的迹象，但在大脑刺激的过程中，我决定算式结果正确与否的速度与基准测试相比快了 200 毫秒。这样的进步幅度比表面看上去更加显著。阿玛尔说："在准确率没有下降的情况下，200 毫秒是非常了不起的进步。相比之下，我毕业论文中研究的数学焦虑人群，进步幅度只有 50 毫秒。"

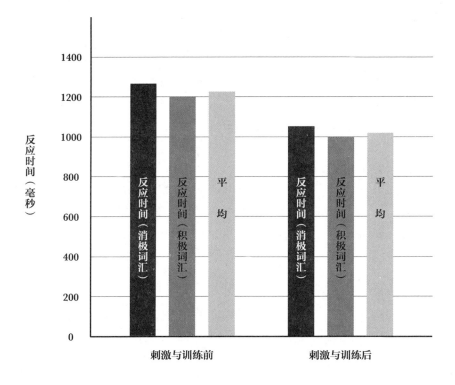

图17　大脑刺激和认知训练前后的反应时间对比。
实验前后我的正确率似乎并没有太大变化（分别为93.5%和93%），
这说明我在速度方面的提升并没有以牺牲准确率为代价

　　再次强调，这一结果的普适性仍值得商榷。阿玛尔把结果发给我时说："最主要的结论是第二次训练后的表现要远远好于第一次，当然，这并不能说明这样的进步完全归功于大脑刺激。要想真正确定大脑刺激是不是主要原因，我们需要120名志愿者参与测试，对其中的60人进行真实的大脑刺激，而另外60人则是假装刺激。如果结果表明真实接受刺激的人进步更大，那我们就可以认定这是大脑刺激产生的结果。"

阿玛尔并没有测量我的皮质醇水平，因此就无从得知我是不是和他研究中的志愿者一样，会在刺激之后表现出更小的压力反应。不过在之后的测试中，我的确不像之前那么害怕了，但这也可能仅仅是因为我对测试任务更加熟悉，知道自己能够完成其中的一些，不至于一道题都做不对。此外，在复习指南中正确率达到96%，也让我充满了自信。

然而，不管最终让我不再畏惧数学测试的是大脑刺激还是大量的练习，都不重要。阿玛尔指出，做数学题就是大脑刺激的一种形式。换句话说，你无须把自己的大脑与电池电极相连，做数学题也能取得同样的效果。

不管出于哪种原因，一旦建立了自信，你就会进入一种良性循环。此次与阿玛尔的实验让我明白，我们完全有可能通过努力提高数学水平。测试的第二天，在我们前往测试室的路上，他向我坦白说，直到最近，他一直对数学有着非常严重的恐惧——对于在科学领域工作的他来说，这种恐惧绝对不是什么好事。不过谢天谢地，现在数学对他来说已经不是什么问题了。"你做了什么？"我问他，希望他能成为指引我的明灯。电梯门开的时候，他笑着冲我扬了一下眉毛，说："勤能补拙。"

那么，只需要勤加练习即可。而就数学而言，这已经算是超高技术含量的解决方案了。看来助理肖恩说的没错：我需要否定所谓"非数学头脑"的宿命，并采取行动来改善它。这让我想起了在工作记忆训练的相关争论中看到的一个概念成长型思维（growth mindset）。人们能否从认知训练中获得收益，在很大程度上取决于他们是否相信自己可以对当前的某种能力做出改善。但是，如果你觉得自己的某项技能已经无药可救，那么可能也不会尝试着对其做出改变，而你认为自己这方面不行的猜测就会成为事实。

尽管如此，大脑刺激似乎也的确起到了一定的作用，我也很好奇这些作用到底是什么。从牛津回来之后，我给阿玛尔的老板、非侵入性脑刺激领域的权威人士罗伊·科恩·卡多什打电话询问了这个问题。他说："问得好，我只能说一下我们的猜测……"

他告诉我："一些结果显示，我们可以修改大脑中的神经化学物质——其中一些与神经可塑性有关，也可以通过刺激对不同大脑区域之间的连通性做出干预，同时影响到氧气和代谢物的消耗。"这一切是同时发生，还是某件事情先发生，然后像多米诺骨牌一样引发一连串的连锁反应？"很难搞清楚，"他说，"也许一切同时在产生作用。"

还有一种可能，电流刺激会使大脑以某种可以促进集中思考的特定频率产生脑电波。例如，将刺激仪的伽马波频率设定为 40 赫兹，脑电波就会受到影响而变成相同的频率。当我们集中全部脑力思考难题时，就会用到伽马波。

不管发生了什么，其基本原理就是通过电极刺激让某个大脑区域更加活跃。而在本次实验中，被刺激的背外侧前额皮层（the dorsolateral prefrontal cortex）在调节负面情绪方面起到了一定的作用，因此它能够让我更高效地完成任务。这也就解释了为什么刺激前额皮层能够让数学焦虑者得到改善。如果答题速度较慢是因为在判断 8+6=14 是否正确的同时还要对情绪反应做出处理，那么，也许稍微提升一些脑力能为整个过程提供更多的动力。

这样看来，一切的关键就在于你能不能抑制住自己想要怒吼的冲动，从而让大脑进行思考。如果能摆脱这些障碍，你就可以利用释放出的多余脑力来处理数学运算。与大多数关于大脑刺激和训练的宣传不同，这种方法并不会增加你的脑容量，而是释放了你本来就有的能力，或者说移除了某一个碍事的路障。

　　这样看来，大脑刺激或许并不是完全有必要，但最新的证据表明，它的确能起到一定的作用。在最近的一项研究中，科恩·卡多什的团队（这次阿玛尔没有参与）发现，所有健康的志愿者在经过数学训练后分数都会提高，但在给一组志愿者增加大脑刺激之后，其表现比另一组接受虚假刺激的人有了非常明显的提升[5]。

　　在接受过这么多次大脑刺激之后，我似乎明白了为什么比我更胆大的人认为他们在家也可以进行这样的操作。如果你看到一个科学家用海绵蘸着盐水，测量你大脑的尺寸，然后给你戴上毛巾布头带，打开电流，你一定会觉得，这样的操作在家里也是可以完成的。如果你有几百英镑，又能上网，那么买到一台经颅直流电刺激仪器并不是难事，这又有何不妥呢？

　　阿玛尔的研究表明，有时大脑刺激会适得其反。在实验中，只有那些厌恶数学的人在经过大脑刺激后，皮质醇水平和反应时间才会有所改善；而那些本来对自己的能力充满信心的人，前额皮层在接受刺激之后反而会表现更糟：反应速度减慢，皮质醇水平也不能保持在不受数学压力影响的状态。除此之外，不管对数学自信还是焦虑，两组志愿者在标准化的注意力控制测试中的表现都不如从前。因此，虽然你可以轻松地将自己的大脑连上电流，但可能并不会让自己快如闪电、信心满满，说不定反应会更慢、压力会更大。"天下没有免费的午餐。"阿玛尔说，"如果你加强了大脑中的某一个进程，就必须要牺牲其他进程。"

　　罗伊指出，因为大部分的研究是针对较大规模的群体，而所有的数据都是集中在一起的，所以这些细微的差别往往会被忽略。因此，不管是在科学界，还是在新兴的家用经颅直流电刺激市场，这都没有引起太多的关注。

在学习过程发生的同时，大脑中需要刺激的部分也可能发生变化——目前科学家对此尚未完全掌握，更不用说家庭用户了。罗伊及其团队正在观察刺激前额皮层是否有助于改善学习的早期阶段——虽然这有助于提高学习时所需要的控制力，但如果一个人对于学习任务越来越熟练，主要做的是从记忆中检索信息，那么需要通过刺激来提升的可能是位于更后方的顶叶（parietallobes）区域[6]。

罗伊还说，更重要的是，目前并没有证据表明连续数月每天都通过经颅直流电或其他形式刺激大脑会给人带来好处，甚至其安全性都无法保证。想解开谜团，就需要在接下来的几个月里对一群人每天进行大脑刺激并密切观察。

"反正我是不会做这种研究的，"他苦笑着说，"我自己都不愿意让大脑连续三个月接受刺激，更不会对别人这么做。"

总之，我们有太多的理由去保持谨慎。他最后总结道："我们不知道哪些人适合大脑刺激，也不知道谁会从中受益最多，更不知道长时间刺激是否安全。大脑刺激本身似乎效果不大——如果你想达到长期的改变，而非只针对眼下的某次任务，你还需要结合认知训练。正因为上述种种原因，我不会对你说：'嘿，咱们就这么干吧！'"

我相信他的判断，尤其是他说自己已经有很多机会可以把名字写在家用大脑刺激仪器上的赚钱，但他都抵制住了金钱的诱惑。他说："我认为目前这还不是明智的做法，我们需要了解更多信息。"

罗伊极力宣扬要对大脑刺激头戴设备进行监管，因为目前市场上的头戴设备还不属于医疗设备立法的管辖范围。就像食品补充剂并不受药品监管规范一样，只要生产厂商没有对设备提出任何具体的医疗要求，家用经颅直流电刺激设备就不受目前施行的监管约束。也就是说，现在全世界正在进行一项大脑刺激的实验，但没有受到任何安全检查和监管。

关于大脑刺激，我想说的最后一点同样关乎目前我为改变大脑所做出的一切努力，我们需要知道这样一个基本事实：没有人能成为超人。对于像我这样的人来说，可能会想："太棒了，我们可以利用神经可塑性了！"但研究表明，"认知增强"更多的是消除因基因差异而产生的个体差异，并不会把我们变成一台超级计算机（如罗伊在其论文中所说的那样，它不会让我们"超出人类本身的正常功能范围"[7]）。就好比小时候不管我吃了多少蛋白质，身高都无法超过 1.5 米（我家族中女性的基因极限）一样，同样的道理，虽然大脑有可塑性，但也有限制。

综合以上原因，既然手机上已经有了功能完备的计算器，我还需要额外努力地训练自己的数学能力吗，这样真的值得吗？对我来说，这是值得的，因为它让我信心大增，同时我意识到，只要克服了最初的厌恶心理，并开始享受整个解题过程，其实自己有很多的潜能可以发掘。

我又想到了逻辑推理——这种技能虽然和数学推理密切相关，但又不尽相同。就和数学，还有目前为止我研究的大部分内容一样，逻辑推理对人的大脑来说并不是那么容易，它主要取决于执行功能（特别是工作记忆）来保持思维的连续，从而得出合乎逻辑的答案。

就数学而言，我很欣慰地发现自己根本不需要对大脑做出改变，我只需要知道自己的数学能力就在那里等待发掘，只是被自己的不自信掩盖了而已。那么我是不是也可以用同样的方法摆脱逻辑推理的困境——不只是因为如果我的数学能力还可以，那么推理能力应该也不赖。

不可否认，我一直是个感情丰富的人，小时候我经常和继父发生冲突，因为对他来说，逻辑就是一切。我记不清他对我说过多少次，没有必要对一切都感情用事，只需要慢慢地、合乎逻辑地思考就好。这可能是因为他在宪兵队军事官长的家庭成长，也可能因为他有瓦肯人（《星际迷航》中的外星人，信仰严谨的逻辑和推理。——译者注）血统。不管怎样，可以说我们就逻辑和情感在生活中起到的作用有着很大的分歧。

事实上，有充分的证据表明，对于情感的重要性，至少我在一定程度上是正确的。当我们做决定时，大脑前额皮层中某个特定的区域会把情感信息与逻辑信息结合起来。针对该部分受到损伤的人的研究发现，当面临两种在逻辑上都没有优势的选择时，他们很难做出决定。看来，在没有合乎逻辑的选择时，我们会完全依靠情感，如果没有不合逻辑的直觉和情感，我们就会感到茫然不知所措[8]。但是，研究表明，当涉及我们所爱的人或事时，情感对于做出理性决定毫无帮助，反而会让我们得出对自己不利的结论。这让我想起了在牛津大学阿玛尔的试验里，我对数学的恐惧让自己不能专注思考眼下的问题。对数学思维和逻辑思维而言，情绪的妨碍都会造成灾难性的后果，因此，对于"逻辑与情感"的问题，我们似乎不能简单地给出一个答案。在理想情况下，我们需要做到二者兼顾。

除此之外，我们还要考虑到无意识认知偏差的作用，不管我们喜不喜欢，即使是我们认为最合理的决定，也可能受到认知偏差的影响。哈佛大学内隐联系项目（Project Implicit）的研究人员试图通过 projectimplicit.com 网站上的一系列在线测试来测试人们的认知偏差，这些简短的测试能立刻告诉你无意识偏差对于决策影响的结果。就我个人的经验来看，这些结果相当发人深省。

我一直认为自己并不会相信"高脂肪食物不好"的观点——我知道合理饮食

应该是所有营养都适量摄入，也会以此为根据来选择自己的膳食，如果我喜欢吃薯条或者巧克力，也没有什么问题。但根据对食物态度的内隐联系测试，我会将"可耻""恶心""不可接受"等字眼与蛋糕、饼干等高脂肪食物联系在一起，而对于水果和蔬菜之类的低脂肪食品，则会选择"健康""成功"等积极词汇。此外，虽然意识中我对任何有组织的宗教都不感兴趣，但宗教内隐联系测试结果表明，我对佛教的看法最为积极，然后是基督教，最后是犹太教和伊斯兰教。我不禁好奇，在日常生活中，我究竟有多少无意识的偏见？我是对伊斯兰教恐惧而不自知的人吗？尽管我倾向于自由的左派，但各种新闻还是让我不知不觉地转变了看法吗？而我对于佛教和基督教的喜爱，是不是源于我从小受到的基督教育和最近对冥想的热爱？

不过，并不是所有的内隐联系都如此令人震惊，我很开心地发现，无论在家庭还是在工作中，我都能平等地对待男性和女性，在科学工作方面也不会对女性存在偏见（这可能是因为我跟很多心理学研究者交流过，相比其他科学领域而言，这一领域的从业者更具有代表性）。在同性恋态度测试中，我更倾向于将"快乐""可爱"之类的词汇跟同性恋者联系在一起，而非异性恋者。

这些内隐偏见对于日常思维过程有着怎样的影响目前尚不清楚，但研究表明，当我们的信仰与面前的证据相悖时，大脑会发生转变，试图让自己信奉的事情变得能站得住脚。正因为如此，即使有的时候事实摆在面前，人们仍然会受到阴谋论的影响。矫正偏见的唯一方法就是公开审视自己的信仰与摆在眼前的事实，仔细想想那些你在不知不觉中做出的假设。我建议大家去尝试一下内隐联系测试，它真的很有趣。

"认识自己"是我在努力提升大脑技能的过程中反复遇见的一个主题。你如果知道自己的极限是什么，并了解其中的缘由，那么就更有可能从源头上解决遇到的问题。

我最终还是决定不进行逻辑训练。在开始进行大脑训练之前，我觉得自己大脑中的情感回路已经足够强大，所以需要通过加强逻辑的部分来达到平衡，但现在，我不太确定是否应该这么做了。我一直记得，在费城研究创造力的约翰·库尼奥斯对我说过，根据解决问题的倾向，他的研究将人分为两大类，其中一类是"分析性"问题解决者，他们通过对各种可能选项进行稳定、缓慢的分析来解决问题。库尼奥斯发现，这类人的左脑相对比较活跃（这看来"左脑等同于逻辑"的想法似乎也有一定的道理，虽然事实上远不止这么简单）。而另一类人被库尼奥斯称为"洞察力者"（insightfuls），他们倾向于通过洞察力来解决问题，并且在休息时右脑活动相对较多。这种解决问题的方法有点"碰运气"的成分，因为在顿悟之前，他们基本上都是一筹莫展。库尼奥斯的研究发现，有一些初步的证据表明这些不同的解决问题倾向很可能源自遗传，随着时间的推移也不会有太大变化。这意味着，我们生来就已经被定型——要么是逻辑型，要么是创意型，并且倾向于一直保持不变。

在堪萨斯州的时候，利拉·克里斯科让我做了很多创意测试和洞察力测试。虽然我并不想自吹自擂，但我的测试成绩的确要比平均水平高很多。虽然我们并没有测试在休息时大脑哪一边更活跃，但其他结果表明，我并不是逻辑性很强的瓦肯人，而是所谓的洞察力者。

我真的想让自己脱离这一类型，转向逻辑型大脑吗？这似乎与我天生的特质相去甚远。虽然我的确想改变一些自己与生俱来的特质（其中最明显的两个就是焦虑和容易分心），但我也许并不希望通过减少创造力来让自己更富有逻辑，因为说实话，我还是挺喜欢当作家的……

如果你想要提高自己的逻辑能力，有证据表明，大量时间的逻辑问题练习（并且得出正确答案）会改变你大脑的生理结构。在美国加州大学的一些研究中，法学预科生如果在法学院入学考试（LSAT）之前参加过逻辑推理速成班，只需要十周，他们的大脑额叶和顶叶之间就会产生连接——这两个区域对于逻辑思维能力非常重要。

在连续十周的时间里，志愿者每天都会进行逻辑题练习，这的确是很大的一笔时间投资，尤其它针对的还是你自己都不太确定是否想要提高的能力。不管怎样，当我就这项研究进行咨询时，首席研究员西尔维娅·邦奇（Silvia Bunge）没让我加入实验，因此我不能确切地说这种方法是否有效。不过，你如果想尝试一下，可以在网上免费下载法学院入学考试的复习资料。

此外，我还在网上找到了一些类似的逻辑推理测试，主要是企业用来折磨那些来应聘的毕业生的。我自己试着做完了测试，得分处于中间水平——还算不错，但也不拔尖。而我对这样的结果没什么意见，是可以接受的。

有趣的是，当跟一个朋友谈到放任自己的逻辑能力不管的决定时，我意识到了一件事情。如果我选择不在某一方面训练大脑是担心它太过优秀，那么这就意味着我已经开始相信大脑改变的可能性了。最初我觉得自己不管做什么，总会发现至少一两处无法改变的东西，但我不得不承认，大脑的适应能力的确超出了我的想象。我所做出的改变，一些是改变了思维模式，一些是通过练习去发掘自己本就拥有的能力，还有的则是针对我之前并没有意识到的无意识认知偏差。尽管改变思维方式有很多不同的途径，但有一件事是显而易见的：朝着你希望改变的方向努力，几周后就会看到效果。

只需三步，轻松拯救你的数学头脑

1

做一些简单的数学题
↓
用纸笔作答，慢慢来，不着急。

2

做稍有难度的数学题
↓
用纸笔，慢慢来。

3

意识到如果自己用心去做，
其实完全可以做到。

注：必要时重复第 1 步至第 3 步。

07

超 控 大 脑

超驰控制：中断（某个自动设备）的操作，通常是为了进行手动控制。

——网络定义

来回答那个最重要的问题：我是否已经改变了自己的大脑？或者说——因为大脑随时都在发生变化，今天的我们和一年前相比，大脑肯定不一样——我是否对大脑做出了有用的改变，是否取得了我在实验开始之前的预期结果？

我想答案是肯定的。

但是，在深入阐述我所获得的变化、接下来的计划以及每个人都可以效仿的方法之前，我想先提出一种可能：作为神经科学方面的新手小白，可能我们一直以来都完全误解了大脑发生的变化。我之所以这么说，是因为就自己而言，大脑所发生的变化与我的预期完全不同。

在这一切开始之前，跟大多数神经科学领域之外的人一样，我也觉得自己需要增强一些大脑区域，改进部分脑内关键回路——有点像是机械师的思维，认为自己一千克左右的大脑里就好像是一台待维修的发动机：只需要在这里升级一个零件，那里换上几根绝缘线，再让整体运转更加流畅，就可以大大提升性能。

然而，在试图把这个想法付诸实践时，我意识到这种观点忽略了一个非常重要的部分。虽然大脑中肯定有专门针对某个技能的区域，但我们所做的任何行动，都需要用到大脑各个区域的活动。有鉴于此，最重要的并不是某些脑区的活动，甚至不是不同脑区之间连接回路的密度，而是大脑如何将不同活动聚集在一起，创造出大于各部分总和的效果。

如果考虑到这一点，那么试图强化某个特定脑区甚至是它所在的大脑回路其实没有任何意义，更有效的做法应该是根据当下要处理的状况，灵活地协调不同的大脑回路，切换至针对当前任务的最佳大脑状态。

以我最近的经历为例，虽然保持专注和创意思考所涉及的脑区相同，但它们的激活模式却不尽相同。保持专注意味着前额叶持续运转，以集中精力在眼前的工作上，它允许偶尔走神，但不宜太过分；而创意思考则需要稍微放开前额叶的控制，让思绪自由飘飞，它只需要时不时地专注一下，以检查自己的想法是否太过疯狂。这两种大脑状态有很多相似之处，但也大不相同，想要兼顾二者，就必须有能力控制大脑的状态切换。

我在大脑的其他区域也遇到了类似的挑战。导航能力不仅需要在记忆中储存认知地图，还需要你能够适时转换思维模式，在地图中加入自己的位置和朝向——这是一个非常复杂的运算过程，涉及很多大脑区域。此外，对压力和焦虑的控制也可以归结于让大脑从危险识别模式转变到更加放松专注的状态，从情感和精神上来审视当前的情况。因此，在所有的大脑区域中，力量很重要，但可以自由控制的灵活性更为重要。

在这种观念的指导下，我慢慢意识到，对某项技能及其相关行为进行超驰控制，关键并不在于修补某些特定的零部件，而是学会如何驾驭——如果有可能驾驭的话。根据我过去一年来的个人经验，你的确有可能驾驭它。

这种心智控制的观点很大程度上要归功于新一波的神经科学研究浪潮，但迄今为止，大多数人仍一直认为大脑就像肌肉一样可以训练。近年来，认为某个或某些特定的脑区控制着复杂大脑能力的想法已经有些过时了，那是19世纪时所谓的"科学"，属于颅相学的升级版，它将不同的心智能力划分给不同的大脑"器官"，并根据每个人大脑不同的凸起程度进行解读。

然而，随着大脑成像技术日益发展完善并超越了传统的颅相学，人们不再只观察大脑区域的大小和活动，同时开始关注连接大脑不同部位的纤维以及纤维上的活动。人们的终极目标是利用这一信息绘制出大脑大部分神经连接体

（connectome）的连接图，将不同的心智能力与不同的神经连接相对应。目前我们离这个目标还有很远的路要走，但研究的重点已经从不同脑区的特定功能转移到了大脑连接网络中的活动是如何随着时间变化而变化的。

刻意驾驭庞大的脑部网络听起来似乎比找出针对某个大脑"肌肉"的练习更加困难，但在我看来，这反而更加容易。我针对特定大脑功能进行的练习其实就涉及很多相互关联的大脑区域和心理状态。而我所取得的成功，都是因为能够进入到针对不同任务的合适"状态"——或者至少在不在状态时想办法做出改变。

我担心把理论写得太晦涩难懂，害怕加入太多本就不少的神经学长篇理论，但如果非要总结出我认为最有用、最有必要学会超控的精神状态，请参见下表：

精神状态	有利于
放松、就绪	持续专注、发挥创意、忘却时间流逝
潜念状态	天马行空地胡思乱想、迈入其他精神状态
正念状态	应对压力、减慢当下时间流逝的速度
努力思考	解决数学和逻辑问题、评估想法
焦虑	百害而无一利

表 4 需要超驰控制的精神状态

第 七 章 超 控 大 脑

在生活中我已经养成了习惯，利用这一框架来理解和控制我的精神状态，并完成需要完成的事情。如果起床时觉得很疲惫，无法集中注意力，我就会选择在早上做一些需要创意思考的任务，如果真的有非常紧急的需要集中注意力的工作，我就会喝一杯浓茶，然后出门散步半个小时再回到书桌前。与坐在书桌前死死盯着屏幕试图集中注意力相比，散步反而会让我放松下来，以更好的状态迎接工作。如果有朋友问我这一年里最大的收获是什么，我会告诉他们，最主要的结论是"知道什么时候大骂一句'去他的'，然后出门散步"。虽然我是在开玩笑，但话糙理不糙。

同样，如果我发现自己开始分心，就会有意识地将注意力集中到自己的身体和思维上，看看是不是出了什么问题需要我注意——也许是对于失败的担忧，又或是对于阅读和思考根本毫无必要的下颚紧张。这个时候我就会做一些必要的事情来让身体放松——短暂休息、外出散步、喝一杯茶配一块饼干、读一读我写出来的不错的成果……任何能减轻心理压力的事情——然后再专注于眼前的工作。如果感觉日子过得匆匆忙忙，时间一天天离我远去，我就会停下来，有意识地开始关注周围的细节，让时间变回正常的速度，获得掌控感。

并不是说我已经演变成了一台冷静从容的生产力机器，但不得不说，对自己精神状态的思考十有八九会让我获得更多的掌控感——就好像我是在主动选择自己的精神状态，而不是任由默认设置统治一切。举例来说，我写下这段文字的时候，距离本书的截稿日期只有两周，我还有相当多的内容没有写完，但如果有人问我能不能赶在截稿日期前完稿，我都会很冷静地说，虽然还有很多要写，但一切顺利。换作一年前，就算是写一篇杂志文章，我都不会说这种话，更别说一整本书了。我对压力的处理方式的确发生了转变。

虽然有这样的结果，但很难说我的大脑结构发生了变化，或者运用大脑回路的方式有所不同。出于好奇，我联系了荷兰乌德勒支大学的马丁·冯·豪威尔（Martijn van den Heuvel），看看他对此是什么意见。他主导的一项研究主要致力于探究大脑神经网络的构成方式、不同的神经网络对大脑功能和行为的影响。他和同事最近的研究发现，大脑的神经网络主要围绕着 12 个高度连接的区域（总共 6 对，对称分布在大脑两侧），这些区域（也叫"连接中心"）主要负责整合不同心理状态下大脑周围的所有信息。一些神经网络被称作"富人俱乐部"，因为它们互相之间的连接多于其他脑区，我很好奇这些连接中心和富人俱乐部的神经网络跟我所研究的精神状态之间是否有关联，因此与他进行了一次视频聊天。

　　作为记者，我习惯了向他人发问，因此当马丁一上来就问我有没有感觉到大脑有什么变化时，我有点儿惊讶。我向他阐释了我的理论，表示大脑中某个特定区域的大小和不同脑区之间的连接方式也许并没有变化，只是我学会了怎样让某些特定的神经网络更高效地运作。我指出，与其说我改变了自己的大脑，倒不如说是改变了使用自己原本就有的能力的方式。说完这些之后，我像青蛙科米特那样紧咬着嘴唇，等待他的判决。

　　"我觉得我可以解答你的疑惑……"他慢慢地点着头说，"但作为一名生物学家，我认为一定会有一些结构变化，也许并没有达到核磁共振成像上可以明显看出的程度，但如果能够将图像放大到单个神经元和单个突触，那么一定能发现你所经历的变化背后的化学原因或结构原因。"几个月前我与海蒂·约翰森 - 伯格谈到的正是这一点。虽然在大脑扫描结果上看不出任何变化，但如果你相信大脑会改变——动物实验的结果也证明大脑的确可以改变——那么一定会有什么地方与从前不一样。

很难说具体有哪些不同，但很可能与我能够更加高效地整合不同大脑区域的信息有关，也可能是大脑不同区域之间相互交换信息的方式发生了变化。大脑中每时每刻都在进行着各种各样的活动，要想让某些信息优先得到处理，就必须事先达成某种程度的共识，确定哪些信息最重要。

"你所提到的优先级主要关乎大脑不同技能之间的平衡，"马丁说，"如果假设大脑的不同区域有着不同的功能，那么不同功能之间一定存在着某种持续的交流。"

我们可以用几分钟时间想象一下大脑的生活：最开始可能非常放松安逸，什么都不用做，因为此时默认模式网络处于活跃状态，帮你处理很多事情。过了一会儿，默认模式网络下线了，局部网络开始行动——可能是你听到了什么声音，负责听觉处理的大脑区域开始活跃。如果局部网络激活了信息中心区域，比如重要的噪音会激活突显网络（salience network），信息就会流向其他中心。其间，大脑可能会激活视觉区域，以查看噪音的来源。最后，所有信息汇总起来，我们便知道周围发生了什么事情。此后，这一活动可能会逐渐减弱，默认模式网络便会重新上线。"大脑之间连接方式的变化会让你体验到不同状态之间的转换。这也许就是大脑的默认运作方式，我们不需要对其进行任何干预。"马丁说。

他也认为，如果能更好地控制大脑在不同状态之间的切换，我们对生活的感知和大脑应对任务的效率就会有翻天覆地的变化。"就像做菜一样，同样的食材，好的厨师可能会做出一道不错的菜肴，但米其林星级大厨会做得更好。这样看来，我认为提高大脑整合信息的效率的确会有利于你所提到的更高级的能力。"

看来我没有完全搞错方向，这让我十分欣慰，因为原本的另一个计划——扫描大脑后对大脑进行干预，然后再次扫描，找出变大的区域——根本不会有任何效果。就算有效，也不能说明干预之后大脑的运作方式发生了变化。唯一能够真正实时观察大脑运作的方法就是不断拍下大脑活动的快照，观察不同网络之间的变化。从理论上讲，这样的研究是可行的，但即便我成功说服别人实时观察我的大脑，得出的结果也不足以下定论，因为目前此项技术仍处于初级阶段，而且大脑不同区域的活动可能会因人而异。

不过，马丁对我的建议表示认同，他觉得通过改变行动来让自己进入合适的状态是可行的。"可能你目前的大脑状态不适合阅读，但如果出门慢跑一小会儿，就会改变大脑的状态，从而能让自己更好地阅读。你可以通过这种方法来调整自己的心态。"

我在波士顿时就是这么做的。乔和麦克提议，保持专注的方式就是要"拥抱波动"，学会让大脑在专注和走神两种状态中循环。在那之前，我一直认为提高专注力的方法应该是增强前额叶控制网络，使其能够稳定地保持我的注意力，直到我不再需要为止。但实际上，想要更好地控制注意力，关键在于学会承认两种不同的大脑状态的存在，让二者轮流出现，而唯一的方法就是不断地练习，直到进入某种"心流"状态，然后体会这种状态下自己的感受。现在我已经能够识别出这种状态，还发现不管是做瑜伽还是游泳——基本上任何需要集中精力但又放松愉悦的情况下，我都会进入状态。

如果表4（201页）中的每种状态都能映射到某个大脑网络图上，那就最好不过了，但不幸的是，这并非我们所想象的那么简单，因为大脑本身就非常复杂。每一种"状态"都是大脑中许多网络之间复杂信息流的结果，有一些网络位于大脑连接良好的区域，还有一些则处于连接较少的外围。例如，正念状态涉及默认模式网络（走神时）、突显网络（注意到自己在走神）和背侧注意网络（将注意力拉回到当下），上述网络都属于"富人俱乐部"，但都有例外的地方。通常情况下，大脑会一直在不同状态之间循环往复，直到出现了更加紧迫的事情，才会把注意力转移到其他地方。

为"潜念"让路

不同的信息中心都有一个共同点，它们都与默认模式网络有着密切的联系。因此我认为，学会接受默认模式网络是一种非常有效的大脑驱动方式。宾夕法尼亚大学的丹妮尔·巴塞特（Danielle Bassett）和她的研究小组在最新的一项研究中发现，默认模式网络的位置在大脑中央，与大脑其他部分有着密集的连接通道，因此在不同状态切换时，默认模式网络是一条能耗最小的路径[1]。也就是说，我们需要开始转变观念，不再把走神视作一种问题状态，而是把它看作跟持续专注同等重要的一种精神状态。正念状态或许在当下风靡一时，但巴塞特的研究表明，为潜念状态腾出大脑空间至少有着同样的重要性。如果不经过中间状态，大脑可能会陷入某种单一的模式，此时如果再想转变状态就会难上加难。这项结论也证实了我的预感：人不可能一直保持正念状态，就算可以，它也不是一种对你想做的所有事情都适用的万能状态。

允许那些看似不受欢迎的状态占有一席之地，这是心理学其他领域中经常出现的主题。比如最近我写过的一篇报道的主题——无聊的精神状态[2]，也是近年来才引起心理学家的广泛关注。一些研究人员指出，与注意力分散（通常被视为互联网时代的诅咒）不同，"无聊"的状态长期以来都没有得到充分利用。我们并不会忍受太久的无聊，因为有很多机会来摆脱它——电视、智能手机、搞笑的猫咪视频等。兰卡斯特大学的无聊研究员桑迪·曼恩（Sandi Mann）认为这对我们来说并不是一件好事，如果不给自己进入无聊状态的机会，不仅会剥夺我们本该需要的"停机"时间，大脑也没有机会漫无目的地走神，创意也可能因此而消失殆尽。

并非所有研究无聊的科学家都认为这是一种值得鼓励的状态，而且就我个人而言，我并不完全相信自己需要更多的无聊，因为无聊会给我带来一种沉重的消极情绪，无法进行任何创意思考。而毫无目的地走神没有任何负面含义，在不同的心理状态中也肯定有它的作用。

相比之下，焦虑则没有任何益处。也许少许压力会有很强大的驱动作用，但如果压力大到难以控制，就会变成其他精神状态的劲敌。相信我，我曾经试图在科学文献中寻找长期焦虑有什么好处，但一无所获。有一项时间上不算太近的研究发现，总是担心他人对你的看法有一项优点，那就是它证明了你并不是精神病患者[3]，但这并不是我想要探寻的优点。虽然有人认为焦虑在危险情况下非常有用（因为在这种状态下你能更好地发现危险并迅速做出反应），但总体来说，焦虑其实是一种巨大的能量浪费。我在自己的实验中发现，焦虑不仅劫持了我的注意力、创造力和逻辑思维能力，还扰乱了我对于时间的感知，基本上它干扰了我试图改进的每一个方面。

幸运的是，虽然焦虑为我在精神和认知方面的努力带来了巨大的麻烦，但现在我已经能很好地控制这种精神状态。大脑中的情绪控制主要由前额皮层负责，

第 七 章 超 控 大 脑

我猜自己一定是学会了如何更好地控制进入更加平衡的心理状态的开关。或许是大脑的前额叶部分和情绪中心之间的信号平衡发生了变化，前额皮层能更高效地传递信息，又或者是因为认知偏差的改变，恐慌的信息随之减少——我认为很可能二者皆有。

我想起了自己与伦敦大学学院神经学家奥利弗·罗宾逊（Oliver Robinson）的一次谈话，当时我们都在芝加哥参加神经科学学会（Society for Neuroscience）的会议。他在会上的发言中对比了有用的焦虑和病态的焦虑，并解释了二者的杏仁核和前额皮层之间的回路有何不同：在正常的焦虑状态下，负责恐慌的大脑回路会适时进行调节，而在病态性的焦虑状态下，大脑则会一直处于恐慌状态。

之后，我询问他在焦虑中哪样先发生，是杏仁核先做出反应，前额皮层再对其进行调整，还是前额皮层的强度大小决定了杏仁核反应的强烈程度？奥利弗给出的答案解答了我许多关于大脑活动的问题：之所以称为"回路"，是因为它其实并没有所谓的"起点"，大脑活动在杏仁核与前额皮层之间来回移动，二者就像是你推我拉的关系，而如果回路总是处于最大值状态，二者的活动都会增加。怪不得焦虑会让人身心俱疲。

事实证明，前额叶回路所消耗的能量极大。巴塞特研究得出的另一个有趣的结果便是，尽管前额叶网络对精神状态的控制至关重要，但它与其他大脑区域之间的连接其实相当微弱。正因为连接不够，所以才需要更多的能量输入（做白日梦要比集中精力轻松得多，也是出于这个原因）。但是，这些回路也是通往那些难以达到却十分重要的精神状态的大门，比如保持冷静、抑制冲动，以及被我时髦地称为"努力思考"的拼尽全力、绞尽脑汁解决问题的状态。

巴塞特和她的团队指出，这个网络有着较弱的连接，其重要性与神经科学中的一个重要假设相悖，那就是：最强的连接最为重要。我认为，连接较弱的区域可能比连接更强的区域还重要，这跟大多数外行人对于大脑训练的想法正好相反。这种全新的观点认为，被密集的大脑回路强有力地连接起来的区域对于精神状态的控制也许并不重要，如果找对了方法，有时连接较弱的网络也会有强大的力量。

我并不是说已经完全掌握了自己的前额叶控制网络，但我确实在更加频繁地利用它。还有一个经常被忽略的事实，那就是所有的精神状态控制，一定会涉及对注意力的控制——而这是前额皮层要做的事情。

对注意力的良好控制是能够做成任何事情的大脑所具备的主要特征，而注意力这一关键词也不断出现在我为了改善自己所做的不同的努力之中。不管你是想保持专注、意识到压力、评估自己的新想法、为解决问题而在工作记忆中进行计算、在脑海中绘制周围环境的地图，还是尽可能地控制对时间流逝的感知，控制都十分重要。也许前额叶回路处于大脑的外围，并没有进入"富人俱乐部"，但它值得我们付出额外的脑力，以便于更好地控制其他大脑区域。

我知道自己之前说过有一种大脑训练可以让整个大脑得到提升，而现在又有些自相矛盾，但我仍坚持这一观点——先保管好自己的钱包，暂时别去用那些所谓的"大脑训练"应用程序。但是，如果你也跟我一样，无法集中精力工作，甚至不知道自己到底在焦虑什么，有一种练习可以帮助你加强前额叶控制——冥想。冥想者和生来就拥有正念状态的人都拥有更活跃的前额皮层，杏仁核的活动则相对较少，这意味着他们更善于控制情绪。专家级冥想者的大脑也有类似的结构，这对我很有帮助。我承认，正念冥想能够帮助你注意到正在发生的一切，一旦你注意到了，就无须再做任何事，就像是有人站在装满"压力"的软管上之后，从管口喷出的"压力"就会渐渐停止。对我来说，一旦明白了这一切——明白了那一团飘忽不定、让我不安的乌云实际上源于一个非常普遍的想法："如果我做错了怎么办？"——焦虑就显得更容易解决了。我收回之前对正念冥想的所有结论，如果你只专注于一种精神状态，请选择这一种。

可能这对大多数人来说并不意外，毕竟近年来正念冥想获得了极大的关注。更让人惊讶的也许反而是无意识认知偏差的力量，以及它只能通过潜意识策略来进行改变。对我来说，能够认识到认知偏差会影响我们大脑的意识并让我们看到生活美好或糟糕的一面，是一个顿悟时刻。正因为如此，我在社交场合中才总会感到紧张不安，尽管我知道周围的人都很友善，（至少暂时）不会把我当傻子看。正因为这样，我才总是会注意到一些即将发生的事故，即便它发生的概率非常小。也许在生命的某个时刻，我的大脑意识到要时刻对危险的信号保持警惕，从那以后便一直在替我做出这样的决定。再加上和一般人相比，我大脑的基因在情感学习方面具有更强的可塑性，因此一旦形成了这种观念，将很难改变。

这是我在控制自己精神状态的过程中学到的另一个重要教训，有些事情不是你决定改变就会改变的，对于一些人（比如我，至少是这一切开始之前的我）来说，我的潜意识一直在筛选并关注那些会让我烦心的事情，从而使我的意识对现实的理解有了偏差。也就是说，我的意识一直在和那些坏事打交道，因此要摆脱负面的认知偏差（焦虑、担忧、压力等）真的非常困难——大脑根本就看不到积极乐观的角度。这就解释了为什么你无法让自己摆脱焦虑，也不能想办法走出抑郁。如果可以的话，就没有人会受到这些负面情绪的影响了。焦虑和抑郁的人并不是没有想过要振作起来、不再担忧。

就个人经验而言，认知偏差训练的作用要远比我当初想象的大。我知道，如果从科学的角度出发，我们仍需要继续判断它是否对大多数人适用，但至少它对我非常有效。渐渐地，我开始明确地感觉到自己不再倾向于关注人们表情中的不满，草木皆兵的情况也越来越少。但这也仅限于特定情况——与工作或感情关系相关的焦虑并不会因此而减少，这些方面的神经系统必须要经过正念训练才会改善。但伊莱恩·福克斯的"笑脸点击"认知偏差改善训练确实有效，这就已经让我非常惊讶了。无论何时，我如果想要从工作中获得适当的休息，只需挤出5分钟时间玩个笑脸点击小游戏就可以了，而且这项训练还可以帮助我训练放松就绪的状态。我很快发现，在这种状态下——不用太过努力，注意力恰到好处——我更容易找到笑脸，仿佛我根本不用看，笑脸就会自动跳到我的面前。对我来说，这个游戏一本万利，以至于现在我仍然每天都坚持玩。

我也不打算停止，因为我们唯一知道的关于大脑可塑性的结论就是，它有着回到基准线的风险，尤其是对我这种大脑已经形成了某种特定反应模式的人来说。人的大脑会在某些事情上比较擅长，但面对其他事情时就觉得非常困难，这一观点听起来非常明显，但我从来没这么想过，直到有一次我向马丁抱怨工作记忆训练毫无效果时，他说："也许你天生就不是这块料吧。"

这就引出了另一个经常被忽略的关于大脑变化的事实：不可能所有的事情都会如你所愿。不管多么努力，我就是不可能掌握某些大脑技能。但（冥想之后的我会说）这没关系。

马丁对此表示同意："虽然我也喜欢赋能（empowerment）的概念，但我们应该清楚地认识到我们的生理极限。也许大脑系统本身就是如此，你有能力对某些部分做出改善，但在其他方面可能就无能为力了。我们可以拥有美好的梦想，但也应该认清现实。"

我对自己的导航能力得出了同样的结论。我戴着一条智能导航腰带，花了六周的时间在乡村中进行探索，最终了解了家乡及周围区域的方位布局。这一经历无疑能让我更好地在大脑中构建所在地的地图，同时让我学会了如何利用太阳的位置和地形来了解自己的方位，它彻底改变了我构建认知地图以及使用它的能力，但我大脑中负责导航的区域有所改变吗？

　　就我个人而言，我对此表示怀疑。去罗素·爱普斯顿的实验室之前，我已经认真地戴着腰带进行了几个星期的训练，如果会发生变化，在那时应该可以看到迹象了。但即便如此，我在所有涉及从零开始绘制大脑地图的测试中的表现仍然低于平均水平，有些负责地图构建的大脑区域甚至根本没有起到作用。

　　不仅分数——或者大脑成像的结果——让我觉得有些大脑区域并没有发挥作用，而且在完成各项测试任务时，我的主观感觉也是如此。在大脑中构建并使用地图对我来说似乎并不是一种通过训练就可以提高的能力，就好像我的大脑根本就不具备这种能力，我只会四处乱逛，最后只能靠猜测来定位。

　　有趣的是，在我的大脑扫描成像中并没有出现负责构建认知地图的部分，而我的海马体与著名的伦敦出租司机看起来也截然相反。尽管在实验过程中，我一次又一次地被告知只看一个人的结果并不能得出什么结论（因为你看到的结果可能受到了太多偶然因素的影响），但我在测试中的得分以及实际生活中所遇到的困难，都与我的实验结果非常一致。

　　但是，这并不意味着没有办法克服这些困难。单凭大脑可塑性也许做不到，但根据我们的了解，大脑的确有着很强的适应能力，并且非常擅长学习与记忆。feelSpace 智能腰带虽然没能帮助我改善大脑的导航能力，但却让我的大脑在记忆中储存了一张地图，可以在需要的时候随时取用。在腰带的帮助下，我在大脑中构建了这张地图，希望它能够永久保存在记忆中。这是一个好消息：如果你能够把需要的信息储存在记忆中，并在需要时取用，那么也许你根本不需要对大脑中负责导航的回路做出任何调整。虽然我已经归还了腰带，但我的钥匙链上还有一个指南针，因此就算大脑里的导航信息不好使，我还是能找到回家的方向。如果太阳正当空，我甚至都不需要把它从口袋里拿出来。

不管你喜欢与否，知道自己大脑的局限其实可以帮你找到解决问题的方法。人类的大脑有能力使用合适的工具，完成超出我们实际能力的工作——甚至也许会增加一种全新的感官，比如磁场探测。为什么不利用这一点来弥补自己所缺失的能力呢？马丁对此有着更好的解释："就算你再次进入大脑扫描仪检测，可能那一块区域仍然不会亮起来，但你的确已经利用其他能达到相同功能的资源克服了这个问题。如果你不会数 5 这个数字，你还是可以通过 1 加 4 来取得同样的结果。"

这种方法的优势在于，如果你知道自己的大脑能做什么、不能做什么，就可以借助任何可能的工具来发挥长处，弥补不足。因此，我认为今年所做的最重要的事情之一便是更清楚地了解了自己。花了这么多时间填写心理问卷、完成行为和基因测试、进行大脑扫描，我更好地了解了自己大脑的运作方式，也知道了它的优势与不足。当然，这并非易事，正如本杰明·富兰克林（Benjamin Franklin）在 1750 年所写的那样："有三样东西是极端坚硬（困难）的，钢铁、钻石以及认识自己。"但我们可以获得科学的帮助，所以在我的网站上，你能找到所有需要的心理测试链接。想要改变自己的大脑，你得先知道它究竟处于什么样的状态。

但是，你要注意自己到底需要什么，因为对于大脑来说，真的没有什么免费的午餐。能利用的资源有限，因此提高其中一项技能可能会导致其他技能为此让

第 七 章 超 控 大 脑

路。对于究竟要不要投入大量的时间与精力训练自己的逻辑思维，我思考了很长一段时间，但最终决定，我可能不需要这种会让我失去与生俱来的创造力的能力。过多地控制思维过程可能会让我成为自己并不想成为的人，而就目前而言，我能够很好地控制自己的情感，同时觉得现有的逻辑能力也足够，因此，还是算了吧。

最后，我们也不能忽视另一种可能性——如果真的忽略了，估计会被神经警察拉出去处死吧——那就是：我能够感受到的所有变化都不是由大脑本身结构变化引起的，可能是由于安慰剂效应或均值回归效应（一种统计规则，指的是如果你的初始得分比较极端，那么下一次的得分就会更趋近于平均值），甚至可能是基于一个很简单的事实——你如果不止一次地去完成某件事，就一定会越做越好。我投入了大量时间、金钱和精力，试图对大脑的关键技能和区域进行干预调整，选择的都是我真正想要做出改变的地方。作为一名新闻从业者，我有着充分的怀疑主义精神，但我对此所抱有的期望和希望能否让我梦想成真？

我不否认有这种可能。在医疗试验中，即使告知病人他们所服用的是没有任何效果的糖丸，也会有很大一部分人表示在服用后感觉身体状况得到了改善。我们尚不太清楚其背后的原因——可能是因为即使处方上开的都是一些没有用的药品，但因为它出自权威人士之手，我们的身体会因此受到刺激而自动痊愈。不管原因是什么，它一定与大脑相关，因为药片中没有任何可以产生效果的成分。最近的研究表明，安慰剂效应能对大脑造成切实的影响，改变其对疼痛和压力的处理方式，同时能影响记忆。甚至有人打算利用安慰剂效应来治疗那些通过其他方法难以治愈的疾病。

美国塔拉哈西市佛罗里达州立大学的心理学家沃尔特·博特（Walter Boot）指出，心理学实验同样如此。他在最近的一篇论文中指出，用于测试认知训练的实验几乎从来不会考虑到志愿者对实验的预期结果。他认为这可能是一个重要的疏忽，并在电子邮件中对我说："一些报告中所描述的（医学方面的）安慰剂效应让我们担心类似的问题会发生在心理干预中。我们发现，在大脑训练干预的实验中，对于改进的期望往往与实际所产生的改变相符，这样一来，我们很难确定改变的原因就是干预本身，而非安慰剂效应。"

更糟糕的是，在心理学实验中，我们很难把安慰性质的训练伪装成真实的实验，因为如果用于测试的游戏一直很简单，那么很明显你并没有进入真正的训练小组。不可否认的是，在我的试验中，我并非对实验的预期结果毫不知情。我去实验室并不是为了参加一个自己完全不了解的科学实验，而是我主动联系了相关的研究人员，让他们尽力改善我自己选择的能力。主观期待所造成的影响很难量化，但作为一种强大的无意识认知偏差，它几乎对我和大多数人所参与的所有科学实验都产生了影响[4]。

但对我而言，我能够让自己的大脑更好地运转，这本身就是一个非常有趣的可能性。如果选定某些大脑区域并投入一定的时间，就能够对大脑以及我的感受造成真实可测的变化，那听起来也很吸引人。不管怎样，我证明了自己的大脑有能力做出改变，我现在能够更好地对其进行控制，同时拥有了一年前自己未曾有的技能。虽然要得出可靠的统计数据需要经过严密控制的实验，但从我个人的观点来看，这绝对是你值得尝试的一件事。

在一切开始前，我经常感觉有些失控，总是受到一些超出我能力范围的错误的驱动，并怀疑自己根本没有办法改变。很高兴，事实证明我当时的想法是错的。在所有实验结束之后，我感觉自己更像一个正常的成年人，清楚地知道自己的大脑能够完成必须要完成的任务，也更透彻地了解到自己大脑的优势与劣势。探索

第 七 章　　超 控 大 脑

自己的大脑是一段非常令人着迷的旅程——通常会让我筋疲力尽，但总是充满了乐趣。

但棘手的问题是，如何把个人的经验转换成普通大众都适用的方法？

20 分钟脑力锻炼

最开始，我想要找的是大脑的锻炼方式，就好像锻炼身体可以选择绕着街道跑 20 分钟，再做 20 个俯卧撑一样，大脑也一定有对应的锻炼方法。好消息是，的确有一种方法；但坏消息是，这种方法就是绕着街道跑 20 分钟，再做 20 个俯卧撑。

当然我是开玩笑的，但读了许多研究资料，跟专家交流并尝试了各种大脑干预方式之后，我不得不得出这样的结论：如果你想寻求通过某一种脑力游戏来掌控自己所有的大脑能力，必定会无功而返。迄今为止，对于所有通用大脑训练的研究表明，它所带来的益处都微乎其微、不可转移、无法持久。

即使是那些认为工作记忆训练能够在实验中改善一般智力水平的科学家也指出，没有证据表明这些训练会对大脑在实际生活中的运作方式有任何影响。因此，不管怎么说，目前市场上的大脑训练并不值得尝试。最好的方式就是锻炼身体，让大脑时刻处于最佳状态，并通过合理膳食让大脑在需要的时候能够获得足够的能量。但即使这样，你也有可能碰到遗传基因所带来的局限。

我认为这是一个好消息，虽然听起来它并不怎么好。在每天的必做清单（锻炼身体、喝八杯水、吃五份水果和蔬菜）上增加一项"一刀切"的大脑训练计划并没有什么帮助，只不过就是另一个用来鞭策自己的手段而已。

从好的方面来看，选择特定的技能并努力对其进行改善是完全可行的。因此，如果你想充分利用自己大脑的可塑性，感受到立竿见影的效果，我的第一条建议就是：选出你想改善的那一方面。虽然可能并没有一种可以提高你整体智力的快速脑力训练，但在数学方面几乎可以肯定你会有所进步。

第二条建议：如果可能的话，选择在现实生活中锻炼你想要改善的能力，而不是一些完全脱离现实的应用程序。例如，对我而言，提高数学能力最好的干预方法就是在摆脱了对数学的恐慌并开始获得专注时，不断练习解答实际的数学问题，由简到难，循序渐进。同样，想要解决路痴的问题，唯一的方法就是出去探索——只不过为了防范我的自然能力出什么差池，我采用了一些辅助道具作为安全保障。电脑游戏也能带来类似的好处，并且有着极具说服力的证据，对于那些非常想出门探索却苦于没有时间的人来说，它绝对值得一试。不过考虑到户外活动还有锻炼身体的效果，因此如果可能的话，最好还是去实际的场景中练习。

然而并非所有的事情都可以通过练习解决，例如我一直反复讨论的不同的精神状态。因此，以下的建议如果不用典型的心理自助型读本的陈词滥调来解释的话，恐怕很难描述清楚。需要指出的是，我从来都没有打算把这本书写成一本心理自助型读本，我不会妄下结论，建议所有人应该对自己的大脑怎样怎样，因为一年多以来，许多专家告诉我根本不可能有对所有人都适用的方法。

不过，我相信有足够的证据表明，每个人都可以试着去掌握放松、就绪的精神状态。

遗憾的是，乔·德古提斯（Joe Degutis）的训练还未达到商业可用的阶段。但自从尝试了冥想练习之后，我意识到，开放监控冥想（注意到周围的声音、思绪和感受，但不被这些转移注意力）和我在空无一人的游泳池里游泳或者在树林中漫步时都能获得同样的感受。尽管我最初对冥想持保留意见，但事实证明，冥想的确值得一试，最好是有老师全程对你进行指导。如果你不喜欢冥想，那么在我看来，只要你能进入"状态"，做什么事情并不重要，不管是唱歌、爬山、跑步，还是演奏乐器——只要是自己喜欢的事情就好，但要注意，不能太过简单，也不能包罗万象。

但不可否认，很难把这种放松、就绪的状态描述成文字，并让别人也进入同样的状态。你必须自己去感受。如果这听起来太含糊不清（我也不会怪你），你可以尝试最近上市的一种脑电波（EEG）冥想辅助设备。这种设备并不便宜，大约 200 英镑，不过在试戴过其中一种（Muse 智能头带）之后，我发现它能够清晰地反馈出你是不是已经进入了状态。这些设备通过测量阿尔法波来判断你是否进入了放松就绪的状态，而阿尔法波通常被认为是警惕放松状态（alert relaxation）的标志。虽然配套的 Muse 手机应用不会告诉你具体的脑电波变化，但它会提取相关信息，显示你目前处于平静、中立还是活跃的精神状态。Muse 公司的科学顾问格雷姆·莫法特（Graeme Moffat）告诉我，他们的目标是为冥想学习者提供一套"辅助训练轮"，让你知道自己什么时候进入了冥想状态。

不管你通过什么方法，只要进入了这种状态，我建议你尽可能地多练习这种感觉。现在我已经掌握到了诀窍，可以利用这一状态来完成我不想做的事情，比如阅读冗长的科学论文、做家务、在想读书的时候陪儿子玩《乐高蝙蝠侠》（Lego Batman）、忍受会议上冗长的发言。在任何感到压力或者注意力分散的情况下，能够进入另一种状态对我来说是一种新的启示，也值得我坐在那里面对这一切。

还有一种方法是像尼利·拉维（Nilli Lavie）的负荷理论所指出的那样，将注意力系统负载到合适的程度。如果你没有时间来给书页涂色或者找到合适的背景噪音，有一些网站和应用可以帮你。需要指出的是，在试用的时候我发现这类网站提供的一部分音乐（从单调乏味的音乐到新世代音乐）真的让我很难受，但又有很多人给我推荐，所以我猜它们对一些人还是有效的。ommwriter.com 是我找到的最好的网站，你还能随意更换背景颜色和背景噪音，而且在你用键盘打字时，它会发出一种令人满意的奇怪声。这一章有一部分的文字就是在这个网站的辅助下写成的，感觉非常不错。

然而，有些时候放松就绪的状态并不能为当前的任务提供足够的专注力，你需要短暂而强烈地努力思考。这种状态非常微妙，因为关于（前额皮层技能的）认知控制训练能否通过某些特定的任务让你更好地控制大脑，目前仍然存在争议。这一问题的答案是：也许并不能。不管怎样，虽然我确实觉得自己在必要的时候能更好地思考，但并不能明确地指出这到底是哪种干预造成的，或者说是否有干预的效果。如果实在要说的话，我觉得这应该和减少焦虑以及学习放松就绪的状态有着密不可分的关系，因为这二者都能帮我释放更多的精神资源，让我在需要认真思考的时候加以利用。但是，能不能提供一个适合所有人的万能方法呢？我不太确定。

其实有一种捷径可供选择，那就是利用人体在一天中自然变化的警觉性，利用我们的生理昼夜节奏与体温变化的密切关联。不管任何时候，只要我们的体温低于 37 摄氏度，就很难集中注意力。也就是说，按照这一标准，早晨起床后是最不适合集中精力的时间，而上午 10 点到 12 点、下午 3 点到 6 点则是最容易专注的时间段。不过有一种简便的方法可以改变这一规律：通过运动或热水澡来增加体温，你短时间内就会获得专注，而且至少能持续一段时间（见下图）。

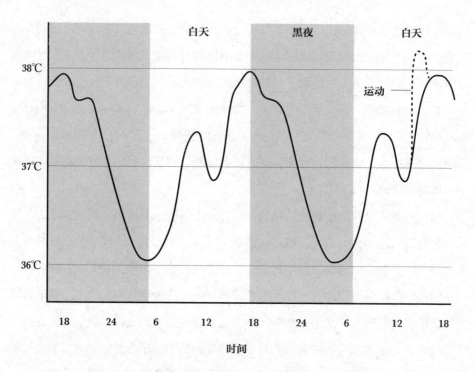

图18 两天内的体温变化。改自：格里·怀德（Gerry Wyder）

此外，还有一种针对专注的良药，那就是被大家低估的潜念状态。

走神（潜念状态）听起来似乎并不像是脑力锻炼，但丹妮尔·巴塞特关于默认模式网络重要性的研究告诉我们，腾出脑力空间来进入漫无目的的走神的潜念状态，几乎是你能为自己的大脑所做的最重要的事情。

潜念状态并不意味着你要长时间凝视窗外，你如果一整天都是接连不断的忙碌会议，就可以在去下一个会议室前，选择较远的路线，然后随便想些什么事情。比如可以想一想下一次会议上最想说什么，或者思考一下如果没有任何时间和金钱的限制，你想飞到哪里去旅行。想什么并不重要，只要你能让忙碌的思维休息一下，然后再回到专业的职场模式即可。在不得不回到成人世界之前，尽可能久地胡思乱想，如果有人对发呆的你品头论足，你可以告诉他们，说自己在练习一种非常重要的精神状态，叫作"前额叶低功能"——这绝对能让他们闭嘴……

最后要说的是我感触最多的精神状态，我很高兴自己已经能够更好地对焦虑进行控制。显然，我已经尽最大可能地对其进行了严格的控制。认知偏差的改变，使我能够更好地处理社交威胁，我也不再像从前那样总是寻找可能出差错的任何迹象。除此之外，一直陪伴着我的还有冥想。我现在收回自己最初对于冥想的所有怀疑，因为不得不承认，对我来说，冥想是有用的。我也希望自己能说出一些更具体的事情，但那样的话就可能长篇大论地描述一些大家已经知道的事情，而关于冥想的文章已经不胜枚举。我想说的是，我在第二章里尝试的干预措施很有效，希望它对其他人也有同样的效果。要知道，慢性焦虑并不是与生俱来的，而是你的认知系统出了小小的故障，而且这个小小的故障根本不足以掌控你的一切。

总而言之，虽然我之前说过，但仍需再次强调：其实我们已经拥有精神生活所需要的大部分能力，重要的是我们要学会如何选择并使用它们。而且，你的确可以针对大脑的基本特征做出改变，请尝试以下方法：

第 七 章　　超 控 大 脑

1 锻炼——最好去户外。

2 找一个具有挑战性的工作或爱好。

3 参加正念冥想课程。

4 记住，要时不时地任由思绪飘飞，以重置大脑。

5 选择某项技能，在实际生活中加以练习。

6 坚持下去，很快你就会对自己的大脑有更好的理解，也能发现更直接的改善大脑的方式。

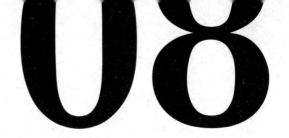

第八章

前路漫漫

我不知道未来会发生什么，但我向你保证，它绝对精彩。

——大卫·鲍伊（David Bowie）

毫不夸张地说，在过去的一年里，我在心智控制能力和认知技能上的变化完全改变了我的生活，但与未来的种种可能性比起来，这些变化似乎显得微不足道。

　　我们正处于新世界的边缘，在未来的新世界里，我们不仅可以进入自己的大脑，看到它在想什么，还可以利用大脑活动直接进入最适合当前工作的状态。这些不仅仅是设想，你需要的所有信息都在那里，供你适时取用。如果大脑固执地拒绝配合，或者太执着于旧习惯而无法摆脱，你也可以来一次温柔的电击，让一切走向正确的方向。如果这还不能让未来的大脑控制狂满足，你还可以接入新的感觉系统，甚至巨大的数据流，这样不费吹灰之力就能扩充大脑的信息库。

　　这些情景可能听起来遥不可及，但在过去的一年里，我已经在实验室里体验过了上述所有情况，甚至在自己家里也几乎全部体验过（我本可以都体验到的，但罗伊让我觉得家用大脑刺激设备并不是什么好主意）。诚然，不是所有的技术都处于成熟期，但也无须等待太久。也许在未来的某一天，我的孙子辈再回看我今天的实验时，会觉得相当古怪。

　　通过家用脑电波设备，我们已经在寻找更直接的大脑超控方式上取得了一些进展。现在，只需 200 英镑就可以买到一个家用脑电波头带，它能够实时追踪大脑的电信号，并绘制出可视数据图，记录你从专注冥想到白日做梦然后沉沉睡去的全过程。至少就我试过的 Muse 头带来说，目前它还不足以提供全面完善的图表，配套的手机应用程序也只能将原始数据转换为三种类型：冷静、中立、活跃。Muse 公司的科学主管格雷姆·莫法特不愿意透露每一类别的数据是如何得出的，因为他们使用的算法是商业机密，但他说过，如果我感兴趣的话，可以下载一个叫作 Muse Monitor 的应用程序来查看原始的数据。我用 Muse Monitor 进行了 10

分钟的冥想，同时记录自己的脑电波……但由于数据太过复杂，我的电脑死机了——我并没有得出什么结论。不过从理论上来说，只要有足够的耐心和性能足够好的电脑，你就可以观察到自己的大脑活动，同时将不同的活动与现实生活中不同的感受联系起来。

平心而论，实时监测大脑活动原始数据并不是这些家用头带的主要使用目的，它们的功能主要是测量某些大脑信号，并对其做出调整，目的是为了改变你的精神状态，或者遥控另一台连接到电脑上的设备。有人黑入了这些设备，用它们来驱动电动轮椅；市面上甚至有一些类似的玩具，比如通过脑电波来控制直升机的飞行[1]。

与实验室中使用了多年、在治疗多动症（ADHD）[2]和创伤后应激障碍（PTSD）[3]方面初见成效的设备相比，市面上可买到的设备已经简化了不少。

如你所料，现在投入商用的此类设备都非常简单，大部分只能显示两种状态："集中精力"和"放松"。此外，目前的家用脑电波设备只能记录很少一部分的电极信号——比如 Muse 只有 4 个电极，它的一个竞品则只有 1 个。而研究人员在实验室中测量脑电波的头戴设备往往有 64 个、128 个甚至 256 个电极。电极数量越多，就越有可能找出信号的来源，并利用这一信息改变你的脑电波。相比之下，通过目前的家用版本，我们只能大概地了解现在大脑整体中处于主导部分的状态，但如果未来的技术可以让家用脑电波设备拥有足够多的电极分布在大脑的各个部分，就有可能观测到某一特定的大脑区域及回路。可以想象，在未来的课堂上，孩子们会使用一种脑电波控制玩具来练习控制自己的注意力，助教也可以根据此类设备提供的信息来监控有多动症的孩子，在他们分心的时候进行干预（在孩子采取不良行为之前给予他们所需的刺激）。

未来，随着电极的增加和研究的深入，也许会有比现在范围更广的训练可供选择，比如增强对情绪、工作记忆和注意力的认知控制。

有一种目前仍在实验阶段的研究方法，主要通过针对前额皮层顶部和中心的特定脑波波段 θ 来促进上述这种更为普遍的认知控制。这些区域的 θ 脑电波水平越高，大脑就能更好地控制焦虑，相应的焦虑水平就会越低。最近的研究表明，通过将 θ 脑电波提高到适合认知控制的水平，我们有可能改善自己在工作记忆和注意力测试中的表现。随着针对工作记忆的认知训练的不断发展，摆脱中间环节这一领域未来非常值得我们关注[4]。

如果脑电生物反馈（neurofeedback）能被用于心智灵活性训练，那就再好不过了。荷兰莱顿大学的伯纳德·霍梅尔（Bernard Hommel）进行了一项耐人寻味的研究，他在实验中先是通过神经反馈增强前额叶区域的脑电波，然后通过冥想来增强注意力的灵活性，以此来试图在前额控制和其他脑区的灵活性之间找到平衡。如果这项研究真的能走出实验室成为现实，那么它绝对是通往我一直以来都想掌握的可控制灵活性的潜在途经。

我曾在柏林克劳斯·格拉曼的实验室里进行过一个实验，那里的连接装置电极数是 Muse 头带的四倍。他们把这次实验当作对我的一个安慰，因为我本来要参加的那个实验并没有准备好，也许他们认为，我大老远地跑这么一趟，总得让我的大脑连到什么机器上才行，否则就白来了。其实我当时有点失望，但实验结束后，结果却耐人寻味。

目前实验室中见到的神经反馈有一个缺点，那就是在电极与身体接触的皮肤上抹上导电凝胶，以帮助微弱的大脑信号传导。克劳斯的一名学生把头戴设备和电极连接到我的头上，另一名学生在注射器里装满了亮绿色的胶状体，然后对我说："别担心,我们有设备可以让你在实验之后洗头。我们有一个水龙头……"

脑电生物反馈的第一步就是让电脑学习你的脑电波。由于每个人的大脑都略有不同——大脑褶皱形成的方式可能大不相同——所以并不是所有人都有相同的脑电波模式。当电脑对我进行了大致了解之后,我就会反过来通过思维对其进行控制。我这次所做的训练先是在谨慎思考(屏幕上出现速算题目)和快乐放松地思考(屏幕上出现浮动的星星)之间互相切换。当屏幕上出现星星时,我就想象自己在周日的清晨和家人裹在羽绒被中舒服地躺着。这样不同状态之间的切换持续了10多分钟,我发现,根据命令提示在认真思考和放松休闲之间切换真的非常困难。研究人员快速查看了数据,确定已经收集到足够的信号之后,就让我试着通过变换自己的思绪来改变屏幕上显示的内容,如果我认真思考,屏幕上就会变成一片空白,而如果我想到了开心的事情,就会有星星在屏幕上盘旋。只要我一开始盯着那些星星看,想搞清楚它们到底意味着什么,星星就会渐渐消失,屏幕又会变成一片空白。

经过一些练习之后,我可以轻松地在两种状态之间来回切换,甚至可以把这项训练当作一种增强创造力的屏幕保护程序。

Muse头带及同类产品也旨在为你提供同样的脑电波控制体验,只不过它们更倾向于让你保持冷静,而非持续专注。核心冥想者可能并不需要这样的机器,因为他们只需要通过静坐和深呼吸就能免费取得同样效果。不过必须承认的是,Muse的应用程序的确有一点很恼人,那就是它总是不断地告诉你是否做对了。我的冥想老师吉尔告诉我们,正念的意义就在于平静地感受当下发生的一切,不带任何评判——"无须担心自己做得对不对",她在冥想训练CD中反复强调这一点。然而,Muse应用程序中的反馈系统似乎与这一理念背道而驰——如果本来平静的海滩上突然狂风席卷，你很难不意识到自己做错了。除此之外，更烦人的是在使用之前还需要花几分钟时间将应用程序与你当前的脑电波模式进行校准。有几次，我甚至都无法与手机进行同步，所以不得不选择放弃，结果搞得比之前更加焦虑。但是，对于那些不喜欢新时代冥想方式的人来说，把它看作一种技术辅助的思维控制工具或许更容易接受，也同样有用。

好消息是，根据脑电生物反馈对某些脑波进行调节能切实有效地改变大脑。最近的一项研究发现，通过仅仅 30 分钟基于阿尔法波的控制，突显网络（主要功能是发现你的思绪远离轨道）中的功能性连接就会得到提升。学会如何使用该网络能够有效地增强其功能，我们可以在其他大脑区域中利用这种后天习得的控制[5]。

关于脑电生物反馈的最新研究向前迈出了巨大的一步。直到最近，脑电图一直都是实时追踪大脑变化的唯一方式，但仅靠脑电图很难精确地确定信号来自于大脑的哪个部位。功能磁共振成像（fMRI）的好处在于，它能精确地显示出某一时刻大脑的哪个部分处于活跃状态，但速度较慢——也因此很难应用于神经反馈。然而，随着实时功能磁共振成像的不断发展，将其用于追踪大脑活动已经成为可能。使用这项技术的研究发现它可以用于神经反馈：如果你为志愿者展示他们的大脑活动，并加以训练，他们就能学会有意识地促成特定大脑区域的活动。

这项技术最酷的一点在于，它证明了如果学会如何控制某一特定脑区（如大脑岛叶或杏仁核）的活动，不仅能够促进这些脑区，而且——相信你应该已经猜到了——整个大脑网络的连接也会得到改善。经过几次训练之后，前额皮层和前额下回（与"心流"状态密切相关的区域）之间的连接得到了同样的改善[6]。

相较于脑电图，功能磁共振成像的另一大优势是可以追踪大脑任何部位的变化——而脑电图连接收比外皮层区更深区域的信号都十分困难；大脑深处有很多有趣的事情发生，更有趣的是，现在这些区域也可以被直接探测到。当然，功能磁共振成像有一个非常严重的缺点：你需要一台巨大的磁共振机器——脑电图只需要几个电极和几根电线，因此它无法成为家用，但在研究中我们能借助它来观察大脑到底能做些什么，这也是一个非常有趣的过程。

希望有朝一日这种技术可以用于帮助那些大脑或心理有障碍的人，让他们的大脑能够恢复"正常"运转，最终让所有想要改善大脑功能的人都有机会针对他们所选择的功能和技能进行改善。现在距离这一愿景还有很长的路要走，但它就在不远的前方，不断地告知世人，终有一天，随着技术的发展，任何人都会因此而受益。最近针对该技术的一篇综述总结道，目前还有很多没有解决的问题，比如大脑活动能否被人工调节、人们在抛开大脑扫描仪器之后能否继续改变自己的大脑活动等。如果最终第二个问题无法得到解决，那么对于大多数人来说，这就是一条死胡同，除非有人能把核磁共振扫描仪做得更小、更廉价。但是，一旦人们开始体验并熟悉这些全新的心理状态，未来我们就有可能学会锻炼大脑朝着合适的方向运转，获得永久有效的改善。

另一个可能的发展趋势听起来更加邪恶，那就是隐性神经反馈，这指的是在大脑活动被改变时，你甚至根本不需要参与其中。在 2015 年芝加哥举行的神经科学学会会议上，来自贝塞斯达联合国国家健康研究所（UN National Institute for Health）的米切尔·拉莫特（Michal Ramot）展示了她最近的实验数据，在实验中，志愿者们学会了改变视觉皮层（位于大脑后部）两个区域的神经活动。志愿者需要在大脑扫描仪中进行一个游戏，回答一些他们不知道正确答案的问题。他们事先就已经知道，如果回答正确，就会获得实际的金钱奖励，而且他们知道作答过程中得到的反馈是随机无规律的。但令人惊讶的是，即便如此，他们还是能够找到赢钱的诀窍，但却说不出到底用到了什么知识和方法。拉莫特在会议上指出，类似的方法可以用来治疗精神障碍，帮助人们在无须进行主动努力的情况下学习新的技能，也有助于自我封闭的人与外界交流。也许我比较悲观，我在听到这个结论之后第一个想到的就是市场营销人员甚至政府有可能会利用这些方法对我们的思想加以控制。

无论通过哪种方式，脑电生物反馈都需要投入一定的时间和精力。如果你对这一领域并不关注，那么可以等待家用大脑刺激设备进入市场——最好是在安全可靠、合理监管的情况下。其实自从 1 世纪起，通过电击让自己"变得更好"的现象就一直存在。当时古罗马的医生波尼乌斯·拉杰斯（Scribonius Largus）就成功说服头痛和痛风患者通过电鱼刺激疼痛部位来缓解症状（这显然是因为电击使痛处变得麻木了）。

如果使用得当，经颅直流电刺激确实至少能在短期内让大脑本身产生实质性的变化，从而改变人的行为。我已经在实验室中体验过两次它所带来的益处，而且，抛开健康警告中所提到的潜在不利不谈，每次的效果都非常显著。

比我见识过更多实验数据的罗伊·科恩·卡多什也深有同感。他指出，一些使用另一种刺激方式的实验甚至得出了更有希望的结果——经颅交流电刺激（tACS）可以用来选择适合当前任务的特定脑频率波段。"在我看来，这些实验中有一些令人印象深刻的发现。"罗伊的实验室发表的最新论文指出，经颅交流电刺激可以增强前额皮层中伽马脑电波的频率，经过这种方式刺激的受试者在回答逻辑问题时，反应速度提升幅度高达几秒钟[7]。在实验过程中，这可以算是非常惊人的进步。罗伊说："智商测试主要是在一定时间里完成的题目越多，分

第 八 章 前 路 漫 漫

数就越高。"唯一的问题是目前尚无法得知这种刺激所带来的改变能长期保持，还是只是昙花一现。很可能在未来你必须要有选择地使用这些工具，比如在重要的考试、面试或评估之前使用，但这就会带来各种关于公平公正的道德困境。又或许在不久的将来，每个人都会这么做，所以也可能不存在有失公平的问题。

这让我想起了在堪萨斯与利拉·克里斯科的一次谈话，当时我刚做完大脑扫描走在回实验室的路上，我们都很疲倦，便一起分吃了一种含有咖啡因的巧克力棒，包装袋上写着，巧克力棒的咖啡因含量约等同于一杯咖啡。我向她提出了这么一种可能性，也许将来我们都需要通过电流刺激才能从睡梦中苏醒过来。"也许如此，"她说，"原理没有变，只不过是换了一种更直接的方式……"

关于直接大脑刺激，仍有许多问题需要在实验室中解决——不只是确定直接刺激会对大脑产生什么作用，还要找出不同类型的刺激最适合哪种认知能力，什么样的人群最能从中受益，以及在如此复杂的大脑中促进某一方面的能力是否会对其他地方造成损害。更重要的是，必须要有人以身涉险，测试这项技术在如我们所期望的那样频繁使用时是否安全。

这一目标的实现方式之一便是让家庭经颅直流电刺激的使用者作为志愿者参加长期安全性的研究。反正他们本身也要使用这项技术，用他们来进行试验也许就不会引起那么多的伦理问题。但问题在于，到目前为止，科研人员和实际使用者这两个群体之间并没有任何交流。在牛津大学通过大脑刺激让我摆脱了对数学恐惧的阿玛尔·萨卡认为，是时候开始进行沟通了："在家中使用大脑刺激设备的人是市场的主导，科学家们谴责这些人，但却没有与他们进行沟通。"但是，自行刺激大脑的"神经黑客"并不在乎科学家们给出的安全警告。"他们说我们只是坐在自己的象牙塔里，互相发表论文。但其实我们两个群体的目标是一致的，都希望这项技术能够被广泛使用。"

　　二者之间桥梁的建立可能还需要一段时间，而科学家们的问题——以及我们所有人都想知道的答案——也需要时间来解答。未来的研究很有可能引发更多的问题，因为每个人的大脑对刺激的反应都千差万别。不过，改变大脑的其他技术会存在类似的问题——在标准医学中，我们越来越明白这样一个道理，并不是所有药物都适用于每一个人，理想情况下，我们要根据每个人的需求为其提供定制化的治疗。同样，并不能仅仅因为我发现经颅直流电刺激有效而工作记忆训练无效，就认定每个人的情况都是如此。对于经颅直流电刺激，每个人的主观感受都不尽相同——在堪萨斯州的时候，我接受刺激后感觉晕头晕脑的，但利拉告诉我有些人根本感觉不到变化。她还说有一个志愿者一想到要进行大脑刺激就吓得不轻，还没等设备通电就已经晕了过去。

　　支持工作记忆阵营的主要研究人员苏珊娜·杰基（Susanne Jaeggi）的观点是，无须等待认知训练成为现实，现在我们就可以否定它的方法。她告诉我："这并不是放之四海而皆准的方法——拿抑郁症患者来说，有些人适合认知行为疗法，而其他人则更适合心理动力学……我认为认知功能同样如此。对某一个人来说，他可能喜欢工作记忆训练，但另一个人可能就更倾向于经颅直流电刺激，再换一个人的话，可能会选择通过音乐训练来学习新的语言、练习冲动控制技巧或者进行正念冥想。我认为我们不应该抱有'每个人都做同样的事'的想法，并不是这样的。你不会对所有想要减肥的人都说唯一的方法是跑步——他们可能更倾向于游泳、骑车或者舞蹈，这些运动也许效果会更好。你所要使用的必须是你喜欢的并且适合你个性的方法，我认为目前我们还没有达到这样的水平，这也是我们正在努力的目标。或许 10 年后，当你再次问我的时候，我会给你答案。"

第 八 章　　前 路 漫 漫

虽然有以上的种种问题，但我在所有神经科学和心理学实验室中确实发现了一个共同点，那就是我们的未来充满了无限的可能。

其实，有一些工具和方法我还没有亲身体验过，比如"迷走神经刺激"（vagus-nerve stimulation）听起来就特别有趣。迷走神经遍布在身体各处，它将大脑与各个器官相连，并且在腹部有着大量的分支。作为身体和大脑互相交流的信息高速公路之一，迷走神经所发送的主要信息就是：保持冷静。一旦身体感受到压力——通常伴有心率加快、呼吸急促、上火发炎等变化——迷走神经活动就会反向调节这些变化，让一切恢复到静息状态。

自20世纪90年代以来，迷走神经刺激就被用于治疗癫痫病，它通过在患者颈部植入电极，刺激大脑做出"平静"反应，能够起到抑制癫痫发作的作用。另外，它作为一种最后治疗手段，用于治疗那些其他方式效果不佳的抑郁症患者。迷走神经刺激还能够抑制免疫系统中的炎症，因此会被用于缓解风湿性关节炎。除此之外，迷走神经刺激有其他的潜在用途，主要是用于治疗其他炎症性疾病，比如克罗恩病（一种原因不明的肠道炎——译者注）、偏头痛和慢性头痛等。

因此，我们知道用电流刺激迷走神经会让人体平静下来，还知道每个人的迷走神经反应强度，即迷走神经张力（vagal tone）也各不相同——这就是为什么有些人能够在危机中保持理智思考，而有些人却只会恐慌地四散而逃。结合这两点，有人猜测，学会控制迷走神经可能对每个人都有益处。

在脖子里植入电极显然是非常极端的做法，但针对一种非侵入性迷走神经刺激设备进行偏头痛和丛集性头痛的临床试验，最近有一个公司已经在英国、加拿大、澳大利亚、德国和意大利获得了批准。这种刺激设备只有手掌大小，一天可以使用两到三次，每次持续时间为几分钟，不过目前它仍处于测试阶段，无法对外使用——未来很有可能每个人的包里都装着一个手持迷走神经刺激器，在面试前、工作压力太大或者偏头痛发作时让自己平静下来。迷走神经刺激的确值得我们关注，但更多的证据表明，如果你想控制自己的大脑，也应该好好地关注一下身体其他部位。

在通过改变身体来影响大脑的问题上，我在实验中还发现了一种意想不到的大脑控制工具——为身体增加一种全新的感觉，并提供信息让大脑转换成可以使用的信号。关于 feelSpace 智能腰带最为怪异但也最酷的一点在于，它能给一种完全不自然的感觉（腰部的震动）赋予全新的含义：对北磁极的感知。有了这些信息，我就可以做到之前无法靠大脑做到的事，比如在脑海中构建出已经标定好方向的、更为精确的家乡地图。

使用过 feelSpace 智能腰带之后，我不禁好奇还有什么可以作为大脑的补充。从某种程度上来说，扩充我们的自然感观的想法其实已经存在，比如通过夜视镜将超出人类视觉能力的红外光转换成可以看到的图像。又比如，蝙蝠探测仪可以接收到蝙蝠的声波信号，并将其转化为人耳可以听见的滴答声。不过，智能腰带带来的效果与稍微改变声音的频率的区别在于，智能腰带所提供的是人体本身不具备的能力——感受磁场，而实现这一效果的方式是通过劫持某种感觉，不过这种感觉本身并不是为感受磁场而存在的。

事实上，近几十年来研究人员一直致力于在皮肤上增加感观。早在 1969 年，就有研究人员把视觉信息转换成了背部上方的一种物理感觉，盲人可以用这种感觉来代替视觉。目前，神经学家大卫·伊格曼（David Eagleman）正在为听障人士研究类似的解决方案：将声音信号转换为复杂的震动，通过智能背心让听障人士感知到听觉信息。这项技术的效果非常显著，失聪的人甚至可以对他人的语音进行实时解码。

使用皮肤作为新感觉技能的媒介其实非常合理，仔细想想，我们的皮肤上有着大量的感觉神经元，但大多数情况下，皮肤只是隐藏在衣物下面，并没有得到充分的利用。我们如果能充分利用这些感觉神经元，就可以大大超越自身所具备的感观。例如，应急救援人员可以通过装有红外摄像机的背心在地震的瓦砾中（利用体温特征）探寻可能的生还者，还可以在某种手环中加入化学传感器，用来探测周围人发出的惧怕、焦虑、舒适等微妙的潜意识信号。

伊格曼认为，除了增加感觉，智能背心其实还有很大的拓展空间：目前他正在尝试着使用智能背心来表示大量的数据——比如股票市场的数据，从而让人们学会理解这些数据并下意识地迅速做出反应。他甚至提出了情侣背心的概念，它可以实时追踪另一半的情绪状态（就个人而言，我并不觉得这是一个好主意）。

我想知道伊格曼认为这一切都有什么限制，并最终在他开车前往机场的 5 分钟的空当里与他进行了一次交谈，他当时正准备飞到别处去对自己的一项研究进行演讲。伊格曼不仅是畅销书作家，还经常参加电视节目，他曾经在 2015 年进行过 TED 演讲，因此非常忙碌——正如《纽约时报》所描述的那样，他是"神经科学界的摇滚巨星"。我认为这一称号的意思是他对神经科学的未来充满了热情，能够用通俗易懂的方式对神经科学做出解释，并且是一个各方面都很优秀的人才。事实上，在过去的一年里，我遇到过很多这样的人——如果你愿意花时间去跟这些神经科学家交谈，就会发现他们跟我们一样都是普通人，也有很多有趣的事情要说。虽然并不是所有人都像伊格曼那样极度热情，但从事这一领域的人仍然都十分有趣，我跟他们一起度过了一段非常愉快的时光。

在确认他开车时是免提通话之后（我可不想因为自己的一通电话害死了神经

科学界的摇滚巨星），我请他为我解释大脑如何整合一种全新的感觉。在佩戴feelSpace智能腰带时，我知道腰带的震动意味着磁场的北极，并能够将这一信息附加至对于周围环境的认知，例如河流的位置。这样一来，我不仅知道河流的位置，也知道河流与北方的关系。那么，我到底是如何搞清楚这几百次的震动代表着什么的？毕竟，它们可能表示的是任何信息。

他告诉我："大脑里的一切活动都和感官之间的交叉关联有着密不可分的联系，能够将某一个数据输入和另一个它试图弄清楚的数据输入进行对比。"这不是魔法：穿戴者必须要事先知道震动代表着什么，否则根本不会有任何效果。例如，听障志愿者并不能听到话语的内容，但他们知道震动所代表的就是语言。用这种方式来理解语言其实更加容易，因为听障患者本身就可以感受到自己讲话时所产生的身体震动。从理论上来讲，大脑学习新数据输入的能力是无限的，但前提是必须要有信息可以让它进行对比。

他还给我举了一个无人机操控员的例子，通过一件可以将航向、倾斜和偏向等信息转换成震动信号的背心来更好地操控无人机。他只有在穿着背心的同时进行飞行，才能将身体所感觉到的震动信息和飞机所经历的事情结合起来。伊格曼说："当无人机近在眼前时，他会知道'当航线改变时，我的感受是这样，翻滚时我的感受是那样'，而当无人机飞出了他的视线之后，他也知道不同的身体感受在传递着什么样的信息。"婴儿就是通过类似的方式学会了扔掉手里的东西就能发出声音，他们通过把物体摔在地上、掉在地上或扔向远处，最终弄清楚了视觉、听觉和触觉信息如何组合在一起。

就像婴儿能够搞清楚各种信息如何匹配一样，我们也可以通过这种方式增加几乎任何我们想要的信息。伊格曼最喜欢说的一件事就是，大脑被锁在一个没有

第 八 章 前 路 漫 漫

光的盒子里，只能通过身体其他部位所发出来的电信号来处理信息，如果接收到了身体传来的新信息，大脑不会在乎这个信息究竟来自哪里，只是会想办法对其做出处理。这也就意味着，只要我们能够引入正确的感官器，大脑可以利用的资源其实没有任何限制。

"我主要的兴趣之一就是拓宽身体对外界的感知范围，让我们能够看到红外线和紫外线，听到超声波。这个世界充满了各种有趣的信号。"他指出，我们目前所能感知到的光线仅仅是周围光谱中极小的一部分。"就算加上红外线和紫外线，我们所看到的光也仅仅是全部光谱的十万亿分之一。因此，我对光谱中这些肉眼不可见的其他部分非常感兴趣，它们也是光，只不过我们看不见而已。"

我们交谈的时候，他提到的智能背心已经进入了设计的最后阶段，并计划于2016年晚些时候发布。在这之后，就要靠人民群众的力量来找出它全新有趣的用途了。他说："这将是一个由成千上万人组成的大型研究项目，他们只需要穿上智能背心到处走动，感受电磁波刺激，并搞清楚这些感觉在他们的生活中提供了什么样的信息，就可以提供庞大的研究数据。"

这种智能背心配有开放接口，任何人都可以通过不同的数据流尝试着拥有不同的新技能。"我们想到了很多有趣的事情，比如飞行员、宇航员、假肢……但我们还没有想过哪些是我们所没有涉及的方面。因此，人们有很多有趣的机会尝试不同的数据流。"伊格曼如是说。

至于给大脑添加的新信息是否有限制，我们只好静观其变。我提出，毕竟大脑的容量有限，不可能无限制地增加新内容，但伊格曼认为，短期内我们并不会对大脑中所有的空间都做到完全利用。其他神经科学开始认为大脑并不是多个单一功能脑区的集合，而是一个复杂的相互影响的整体，类似的，如果把大脑储存信息的方式看成错综复杂的网络，那么它就会充满无限的可能。

伊格曼说："医学院的学生经常会担心，'如果新学一些知识，就一定会忘掉以前的一些知识'。但实际上并非如此，因为你会从更高的层面来储存信息，比如：'哦，我明白了，这个和那个是一样的，它们都是更大层面上某一个原理的例子。'大脑就是通过这样的方法来节省大量的空间和精力的，因为它看到了更全面的格局。"

也就是说，也许你并不需要把新的感官信息储存到大脑空间，而是可以将它们作为习得的事实性知识来存储。最终我们得出的结论是，大脑所能做到的事情，我们可能还没有想到，更别说去尝试了。作为成年人，我已经能够对与生俱来的大脑做出调整和改变，让它为我现在更好的生活而服务，那么，如果这些技术以及一些人类还没有想到的技术能够进入寻常百姓家，那么我们之后的世世代代可能根本不会去怀疑人类能否改进先天和后天形成的能力。当你能够对大脑进行刺激和训练，或根据意愿来接入各种新能力、改进原本的缺陷时，是否还需要忍受自己原本大脑的优点和缺点，似乎就不再是一个问题了。到目前为止我可以肯定的是，人类的大脑是一个很神奇的器官，不管你计划对它做出什么改变，它能做到的一定会超出你的想象。

第 八 章 前 路 漫 漫

09

致　谢

Acknowledge

一路走来，我得到了很多人的帮助，不知道要从哪里开始写起。我知道，如果没有英国广播公司未来频道（BBC Future）的编辑理查德·费舍尔（Richard Fisher）委托我撰写了关于注意力的文章，就不会有这本书的诞生。因此，谢谢你，理查德，是你让我有信心开始这一切。

当然，我也要感谢很多科学家和他们的学生，是他们为我腾出时间、实验室和研究资源，帮助我对自己进行试验，同时忍受了我关于他们研究资料和论文的长时间讯问。尤其要感谢波士顿注意力与学习实验室（Boston Attention and Learning Lab）的乔·德古提斯（Joe DeGutis）和麦克·艾斯特曼（Mike Esterman），伊莱恩·福克斯（Elaine Fox）和她在牛津大学的研究团队，根特大学的恩斯特·科斯特（Ernst Koster）、堪萨斯大学的利拉·克里斯科（Lila Chrysikou），feelSpace 团队的苏珊·瓦赫（Susan Wache）和彼得·柯尼（Peter König）、柏林理工大学的克劳斯·格拉曼（Klaus Gramann）、宾夕法尼亚大学罗素·爱普斯顿（Russell Epstein）和史蒂夫·马切特（Steve Marchette）的科研团队、基尔大学的约翰·威尔顿（John Wearden）、德国弗莱堡心理学和心理健康前沿研究院的马克·威特曼（Marc Wittmann），以及牛津大学的阿玛尔·萨卡（Amar Sarkar）和罗伊·科恩·卡多什（Roi Cohen Kadosh），你们对我提供了极大的帮助，希望我对你们的研究也做出了公正的评价。另外还要感谢牛津大学的海蒂·约翰森 - 伯格（Heidi Johansen-Berg）、荷兰乌德勒支大学的马丁·冯·豪威尔（Martijn van den Heuvel）、哈佛大学的萨拉·拉扎尔（Sara Lazar）和斯坦福大学的大卫·伊格曼（David Eagleman）在谈话过程中对我的启发。

能在世界各地结识这么多可爱的朋友，他们愿意为我的研究提供支持与帮助，也愿意倾听我对大脑的喋喋不休，我感到非常幸运。

感谢波士顿的格斯利尼骑士团（Gosline-Knights）、柏林的尼尔·卡尔德伍德（Neil Calderwood）和杰西琳·约奥（Jessilyn Yoo）、牛津的乔里恩·班纳特（Jolyon Bennet）和乔安娜·黑格（Joanna Haigh），以及迪德科特的瓦莱丽·杰米逊（Valerie Jamieson），感谢你们的邀请和接待，并且在第二天不需要进行大脑刺激的夜晚为我提供美酒。

感谢我可爱的家人和朋友们从计划阶段到最后成书期间对我的忍耐与支持。要特别感谢凯特（Cate）为我买的马克杯，以及萨利（Sally）、索莱（Sole）、瓦内萨（Vanessa）和内丝（Ness），在写作的关键过程中拿着鸡尾酒在我的面前晃来晃去。

我还要感谢珍妮·坎贝尔（Jeannie Campbell）与我分享她的经历，感谢她与我进行了许多次关于大脑回路重塑的精彩讨论。我还想感谢吉尔·约翰逊（Gill Johnson）带我进入了冥想的世界，让我"无须担心自己是对还是错"。

非常感谢科学工厂（the Science Factory）的彼得·塔拉克（Peter Tallack）和迪西·塔卡西（Tisse Takagi），他们一开始就对我的项目表示了极大的信任，并帮助促成了这本书。感谢 Scribe 出版社的所有工作人员，尤其是菲利普·格温·琼斯（Philip Gwyn Jones）和莱斯利·哈尔姆（Lesley Halm），感谢你们让我有机会出版此书，感谢你们在正确的时间里问了正确的问题。

最后，感谢我的丈夫乔恩（Jon），没有你的支持、鼓励以及慷慨赠送的航空里程，一切都不可能成功。感谢你对我的信任和耐心，让我能够有相当于产假那么长的时间来写成此书。最后，感谢山姆（Sam），感谢你自豪地告诉每一个人妈妈是作家，即使我觉得自己配不上这个称号。感谢你们，我爱你们。

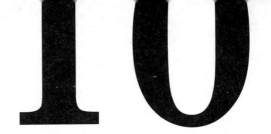

索 引

Index

Index

1 *The Discourses of Epictetus*, book 3, chapter 23.

2 'Lumosity to Pay $2 Million to Settle FTC Deceptive Advertising Charges for Its "Brain Training"Program', Federal Trade Commission, 5 January 2016: https://www.ftc.gov/news-events/press-releases/2016/01/lumosity-pay-2-million-settle-ftc-deceptive-advertising-charges

3 Owen AM et al., (2010)'Putting Brain Training to the Test', *Nature*, vol. 465, pp. 775–8.

4 'A Consensus on the Brain Training Industry from the Scientific Community', Stanford Center on Longevity, 20 October 2014: http://longevity3.stanford.edu/blog/2014/10/15/the-consensus-on-the-brain-training-industry-from-the-scientific-community-2/

5 Shapiro DH, (1992)'Adverse Effects of Meditation: a preliminary investigation of long-term meditators', *International Journal of Psychosomatics*, vol. 39, pp. 62–7.

6 Creswell JD et al., (2014)'Brief Mindfulness Meditation Training Alters Psychological and Neuroendocrine Responses to Social Evaluative Stress', *Psychoneuroendocrinology*, vol. 44, pp. 1–12.

7 Hebb D, (1949) *The Organization of Behavior*, Wiley & Sons, p. 62.

8 Zatorre RJ et al., (2012)'Plasticity in Gray and White: neuroimaging changes in brain structure during learning', *Nature Neuroscience*, vol. 15, p. 528.

9 Zhang Y & Barres BA, (2013)'A Smarter Mouse with Human Astrocytes', *Bioessays*, vol. 35, pp. 876–80.

10 Johansen-Berg H, (2007)'Structural Plasticity: rewiring the brain', *Current Biology*, vol. 17, pp. R141–R144.

Chapter 1 – Taming of the Butterfly

1 Killingsworth MA & Gilbert DT, (2010)'A Wandering Mind is an Unhappy Mind', *Science*, vol. 330, p. 932.

2 Esterman M et al., (2012),'In the Zone or Zoning Out?: tracking behavioral and neural fluctuations during sustained attention', *Cerebral Cortex*, vol. 23, pp. 2712–23.

3 Creswell JD, (2016),'Alterations in Resting-State Functional Connectivity Link Mindfulness Meditation with Reduced Interleukin-6: a randomized controlled trial', *Biological Psychiatry*, vol. 80, pp. 53–61.

Chapter 2 – Anxious All Areas

1 Russ TC et al., (2012),'Association between Psychological Distress and Mortality: individual participant pooled analysis of 10 prospective cohort studies', *BMJ*, vol. 345, p. e4933.

2 Fuhrmann D et al., (2015)'Adolescence as a Sensitive Period of Brain Development', *Trends in Cognitive Sciences*, vol. 19, pp. 558–66.

3 Elaine Fox is Professor of Cognitive and Affective Psychology at Oxford University and author of *Rainy Brain, Sunny Brain: the new science of optimism and pessimism:* www.rainybrainsunnybrain.com

4 In China, Korea, and Japan, for example, the SS-version of the transporter gene is the most common: Noskova T et al., (2008)'Ethnic Differences in the Serotonin Transporter Polymorphism (5-HTTLPR) in Several European Populations', *Progress in Neuro-Psychopharmacology and Biological Psychiatry*, vol. 32, pp. 1735–39.

5 Pezawas L et al., (2005)'5-HTTLPR Polymorphism Impacts Human Cingulate-Amygdala Interactions: a genetic susceptibility mechanism for depression', *Nature Neuroscience*, vol. 8, pp. 828–38.

6 LeDoux J, (2015) *Anxious: the modern mind in the age of anxiety*, Oneworld, pp. 105–6.

7 You can try the version Elaine Fox uses in her studies— visit the Baldwin Social Cognition Lab website: http://baldwinlab.mcgill.ca/labmaterials/materials_BBC.html

8 Koster EHW et al., (2006),'Attention to Threat in Anxiety-prone Individuals: mechanisms underlying attentional bias', *Cognitive Therapy and Research*, vol. 30, pp. 635–43.

9 http://psychology.ucdavis.edu/faculty_sites/sommerb/sommerdemo/stantests/norms.htm

Chapter 3 – Let the Creativity Flow

1 McCaffrey T, (2012),'Innovation Relies on the Obscure: a key to overcoming the classic problem of functional fixedness', *Psychological Science*, vol. 23, pp. 215–8.

2 McPherson M et al., (2016),'Emotional Intent Modulates the Neural Substrates of Creativity: an fMRI study of emotionally targeted improvisation in jazz musicians', *Scientific Reports*, vol. 6, article 18460.

3 Baas M et al., (2008),'A meta-analysis of 25 Years of Mood-creativity Research: hedonic tone, activation, or regulatory focus?', *Psychological Bulletin*, vol. 134, p 779–806.

4 Chermahini SA & Hommel B, (2010)'The (B)link between Creativity and Dopamine: spontaneous eye blink rates predict and dissociate divergent and convergent thinking', *Cognition*, vol. 115, pp. 458–65.

5 Bentivoglio AR et al., (1997),'Analysis of Blink Rate Patterns in Normal Subjects', *Movement Disorders*, vol. 12, pp. 1028–34.

6 Doughty MJ & Naase T, (2006),'Further Analysis of the Human Spontaneous Eye Blink Rate by a Cluster Analysis-based Approach to Categorize Individuals with "Normal"Versus "Frequent"Eye Blink Activity', *Eye Contact Lens*, vol. 32, pp. 294–9.

7 Colzato L et al., (2015),'Food for Creativity: tyrosine promotes deep thinking', *Psychological*

Research, vol. 79, pp. 709–14.

Chapter 4 – Lost in Space

1 Silverman I et al.,'The Hunter-Gatherer Theory of Sex Differences in Spatial Abilities: data from 40 countries', *Archives of Sexual Behaviour*, vol. 36, p. 261.

2 http://spatiallearning.org/resource-info/Spatial_Ability_Tests/sbsod_ scale.pdf

3 Hartley T & Harlow R, (2012)'An Association between Human Hippocampal Volume and Topographical Memory in Healthy Young Adults', *Frontiers in Human Neuroscience*, vol. 6, p. 338.

4 http://www.pnas.org/content/97/8/4398.full.pdf

5 Bannerman D et al., (2014)'Hippocampal Synaptic Plasticity, Spatial Memory, and Anxiety', *Nature Reviews Neuroscience*, vol.15, pp. 181–92.

6 Burles F et al., (2014)'Neuroticism and Self-evaluation Measures Are Related to the Ability to Form Cognitive Maps Critical for Spatial Orientation', *Behavioural Brain Research*, vol. 271, p 154–159.

7 Kuhn S et al., (2014),'Playing Super Mario Induces Structural Brain Plasticity: gray matter changes resulting from training with a commercial video game', *Molecular Psychiatry*, vol. 19, pp. 265–71.

8 Epstein R & Vass L, (2014)'Neural Systems for Landmark-based Wayfinding in Humans', *Philosophical Transactions of the Royal Society B*, vol. 5, p. 369.

9 Try the tests of Guiseppe Iaria's group at: gettinglost.ca

Chapter 5 – Mind-bending, Time-bending

1 Fairhall S et al., (2014)'Temporal Integration Windows for Naturalistic Visual Sequences', *PLoS One*, vol. 9, p. e102248.

2 Pomares FB et al., (2011),'How a Clock Can Change Your Pain?: the illusion of duration and pain perception', *Pain*, vol. 152, pp. 230–4.

Chapter 6 – Number Sense Lost

1 http://www.theguardian.com/education/2016/mar/26/reckon-you-were-born-without-a-brain-for-maths-highly-unlikely

2 OECD, (2016) *Equations and Inequalities: making mathematics accessible to all.*

3 Sarkar A et al., (2014)'Cognitive Enhancement or Cognitive Cost: trait-specific outcomes of brain stimulation in the case of mathematics anxiety', *The Journal of Neuroscience*, vol. 34, pp. 16605–10.

4 Rubinsten O et al., (2012)'Exploring the Relationship between Math Anxiety and Gender through Implicit Measurement', *Frontiers in Human Neuroscience*, vol. 6, p. 279.

索 引

5 Looi CY et al., (2016)'Combining Brain Stimulation and Video Game to Promote Long-term Transfer of Learning and Cognitive Enhancement', *Scientific Reports*, vol. 6, p. 2203.

6 Popescu T et al., (2016)'Transcranial Random Noise Stimulation Mitigates Increased Difficulty in an Arithmetic Learning Task', *Neuropsychologia*, vol. 81, pp. 255–64.

7 Santarnecchi E et al., (2016)'Individual Differences and Specificity of Prefrontal Gamma Frequency-tACS on Fluid Intelligence Capabilities', *Cortex*, vol. 75, pp. 33–43.

8 Bechara A et al., (2000)'Emotion, Decision Making, and the Orbitofrontal Cortex', *Cerebral Cortex*, vol. 10, pp. 295–307.

Chapter 7 – My Brain on Override

1 Gu S et al., (2015)'Controllability of Structural Brain Networks', *Nature Communications*, vol. 6, p. 8414.

2 *New Scientist*, 26 August 2015.

3 Hofmann S et al., (2009)'The Upside of Being Socially Anxious: psychopathic attributes and social anxiety are negatively associated', *Journal of Clinical and Social Psychology*, vol. 28, pp. 714–27.

4 Boot W et al., (2013)'The Pervasive Problem with Placebos in Psychology: why active control groups are not sufficient to rule out placebo effects', *Perspectives on Psychological Science*, vol. 8, pp. 445–54.

Chapter 8 - The Road from Here

1 http://puzzlebox.io/orbit/

2 Arns M et al., (2014)'Evaluation of Neurofeedback in ADHD: the long and winding road', *Biological Psychology*, vol. 98, pp. 108–15.

3 Reiter K et al., (2016)'Neurofeedback Treatment and Posttraumatic Stress Disorder: effectiveness of neurofeedback on post-traumatic stress disorder and the optimal choice of protocol', *Journal of Nervous and Mental Disease*, vol. 204, pp. 69–77.

4 Enriquez-Geppert S et al., (2014)'Self-regulation of Frontal-midline Theta Facilitates Memory Updating and Mental Set Shifting', *Frontiers in Behavioural Neuroscience*, vol. 8, p. 420.

5 Ros T et al., (2013)'Mind over Chatter: plastic up-regulation of the fMRI salience network directly after EEG neurofeedback', *Neuroimage*, vol. 65, pp. 324–35.

6 Ruiz S et al., (2014)'Real-time fMRI Brain Computer Interfaces: self-regulation of single brain regions to networks', *Biological Psychology*, vol. 95, pp. 4–20.

7 Santarnecchi E et al., (2016)'Individual Differences and Specificity of Prefrontal Gamma Frequency-tACS on Fluid Intelligence Capabilities', *Cortex*, vol. 75, pp. 33–43.